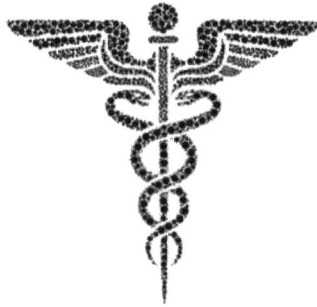

ALZHEIMER
Y OTRAS DEMENCIAS:

Manual del Cuidador

DRA. ANNETTE ACEVEDO HERNANDEZ, MD, CDS

Colaborador DR. GILFREDY ACEVEDO HERNANDEZ, MD

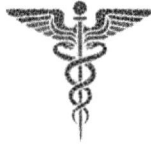

DERECHO DE AUTOR

Copyright © 2024 by Dr. Annette Acevedo Hernandez
Printed in Colombia
Linotipia Martínez Printing, 2024
ISBN 979-8-9900969-1-2

www.DementiaCareMD.com

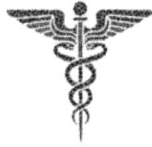

PREFACIO

LA MOTIVACIÓN PRINCIPAL para escribir este libro es compartir nuestras experiencias como médicos, como directores médicos de una residencia geriátrica por más de 20 años y como hijos de un paciente con Alzheimer para mejorar la calidad de vida de los pacientes con Alzheimer y sus familiares.

Hace más de 25 años nuestra familia fue impactada con la triste noticia que nuestro padre tenía Alzheimer, para nosotros como hijos el diagnóstico era devastador, pero para nuestra madre la situación era más complicada, se enfrentaba al dolor de la enfermedad de su amado esposo y al reto de ser la cuidadora de un paciente con Alzheimer sin el conocimiento ni la preparación para ofrecer un cuidado de excelencia, sólo el amor que sentía por su esposo.

Estas experiencias aunado a las cifras alarmantes reportadas hasta el 2023 que ubican al Alzheimer y otras Demencias como la sexta causa de muerte en EE. UU y la séptima causa de muerte en el mundo; son cifras que impactan y que despiertan esa responsabilidad social de educar y orientar para disminuir el miedo, la frustración y la ansiedad que causa el diagnóstico de Alzheimer u otras Demencias.

Este Manual tiene el objetivo de ofrecer orientación a cuidadores, profesionales de la salud, familiares y amigos de un paciente con Alzheimer u otras Demencias, para mejorar la calidad de vida de los pacientes y de los cuidadores.

Esta guía NO SUSTITUYE las recomendaciones médicas de su médico de atención primaria, psiquiatra, neurólogo o equipo de atención médica.

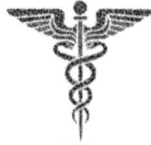

TABLA DE CONTENIDO

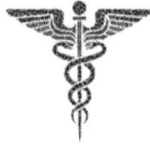

DEDICATORIA

ESTE LIBRO está dedicado a nuestros padres, Gilfredy y Gladys; porque gracias a su amor, dedicación y enseñanzas nos ofrecieron las herramientas necesarias para desarrollarnos y ser las personas felices que somos hoy aún en medio de la adversidad.

Y a todas las familias con algún ser querido diagnosticado con Alzheimer u otras demencias, este libro también está dedicado a ti. Que sirva como fuente de apoyo, orientación y comprensión mientras navega por los desafíos de cuidar y esforzarse por brindar la mejor atención posible a sus seres queridos.

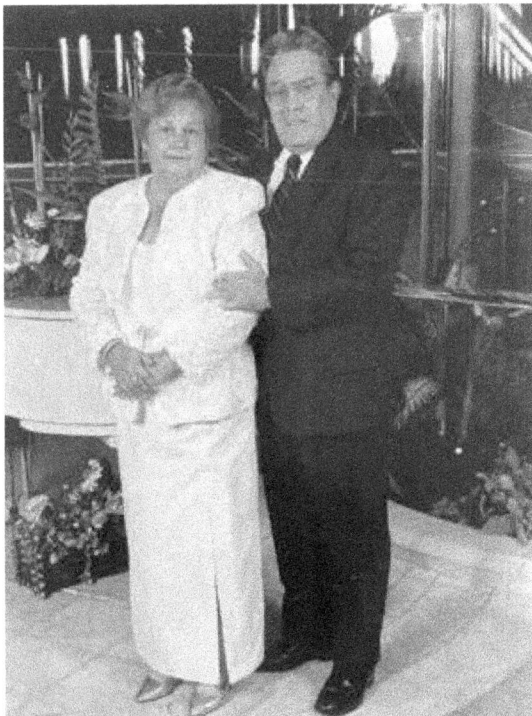

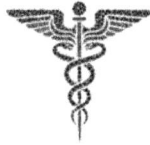

PRÓLOGO

1 CORINTIOS 13:13

"Y Ahora permanece **La Fe, La Esperanza y El Amor,** estos tres; Pero el mayor de ellos es **El Amor.**"

1 CORINTIOS 13:4-7

"El Amor es bondadoso, paciente, no se enoja, no se irrita todo lo soporta, todo lo perdona"

El amor que sientes por ese ser querido, es lo que te guiará y ayudará a ofrecerle el mejor cuidado a ese paciente con Alzheimer u otra Demencia.

La vida es un viaje, lo importante es vivir ese viaje al máximo, esa es la hermosura de la vida.

Disfruta más
Vive más
Ama más
Perdona más
Ayuda más
Agradece más
Comparte más

¡Para que al final del viaje no te hayas perdido lo más importante, la esencia de la vida!

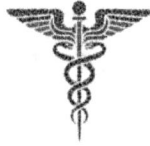

CAPÍTULO I

Alzheimer

I. INTRODUCCIÓN

ALZHEIMER ES una enfermedad neurodegenerativa que afecta el cerebro de las personas diagnosticadas. La enfermedad progresa lentamente produciendo un deterioro mental y físico significativo que interfiere con las actividades diarias incapacitando a las personas.

La enfermedad del Alzheimer se identificó para el año 1906, hace más de un siglo, gracias al Dr. Alois Alzheimer y desde esa fecha hasta hoy se han realizado múltiples investigaciones científicas, pero no se ha encontrado la cura. Estas investigaciones han generado información importante sobre el diagnóstico, tratamiento, y el papel protagónico que ocupa la prevención en la enfermedad.

En las próximas páginas revisaremos diferentes conceptos, estadísticas, proyecciones, tratamientos, y otros conceptos, para poder entender mejor los cambios que experimenta un paciente con Alzheimer y enfocarnos de esta manera a ayudar a enfrentar el problema y mejorar la calidad de vida de los pacientes con Alzheimer u otras Demencias y sus familiares.

II. HISTORIA DEL ALZHEIMER

En el 1906 un Psiquiatra y Neuropatólogo Alemán el Dr. Alois Alzheimer identificó el primer caso de lo que se conoce como la enfermedad de Alzheimer. En el 1901 el Dr. Alzheimer trabajaba de Neuropsiquiatra en un hospital de enfermedades mentales en Alemania e inicia la evaluación de una paciente de 51 años que fue ingresada por alteraciones en la memoria, agitación y paranoia.[1] El Dr. Alzheimer evalúa y empieza a tratar a la señora y reconoce que los signos y síntomas que ella presentaba no eran síntomas de las enfermedades mentales previamente identificadas en otros pacientes con otras enfermedades mentales.

El Dr. Alzheimer continúa tratando a la paciente y cuando ella fallece él solicita realizarle una autopsia. La autopsia fue realizada y reveló que el cerebro de la paciente era anatómicamente más pequeño que el cerebro de otros pacientes diagnosticados con otras condiciones mentales. De esta manera, el Dr. Alzheimer descubrió el primer cambio anatómico en el cerebro bajo el microscopio, y por esto es que la enfermedad lleva su nombre.

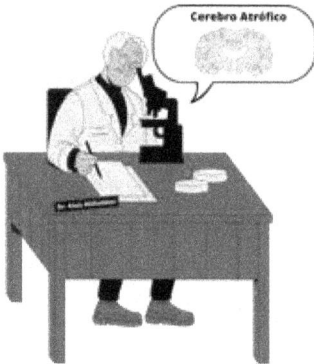

Desde 1906 hasta el presente se han realizado múltiples estudios e investigaciones con el propósito de encontrar la cura. Desafortunadamente la cura no existe, pero las investigaciones han arrojado información importante en el área de prevención, diagnóstico y tratamiento, ofreciendo información que disminuye la prevalencia de la enfermedad de Alzheimer.

En las próximas páginas revisaremos estos conceptos.

III. ¿QUÉ ES EL ALZHEIMER?

La enfermedad del Alzheimer es un síndrome neurodegenerativo progresivo caracterizado por la pérdida de las funciones conductuales, neurológicas y cognitivas. Algunos ejemplos de las áreas afectadas por la pérdida de estas funciones incluyen:

- ✓ Percepción
- ✓ Memoria
- ✓ Aprendizaje
- ✓ Atención
- ✓ Emociones
- ✓ Comportamiento social
- ✓ Razonamiento
- ✓ Juicio
- ✓ Inteligencia
- ✓ Lenguajes

El 70% de las Demencias son causadas por el Alzheimer. La enfermedad progresa lentamente causando un deterioro cognitivo que debilita las facultades mentales e interfiere con las actividades diarias hasta causar la incapacidad total. Para entender que es el Alzheimer es importante describir el órgano afectado que es el cerebro y su funcionamiento en estado normal.

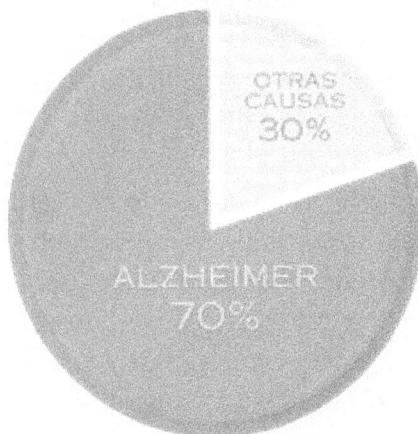

OTRAS CAUSAS 30%

ALZHEIMER 70%

i. Anatomía de un Cerebro Saludable

Anatómicamente el cerebro es el órgano más complejo del cuerpo humano, pesa 3 libras aproximadamente, es único y es diferente en cada persona; El cerebro recibe los estímulos a través de los sentidos, los procesa, organiza y responde. Está dividido por dos partes, el hemisferio izquierdo y el hemisferio derecho y cada hemisferio se divide en 4 lóbulos. Cada lóbulo se especializa en un área específica.

✓ **Lóbulo temporal:** Procesa información de las áreas sensoriales, auditivas y visuales. En este lóbulo se encuentra el HIPOCAMPO, área que se encarga de procesar la memoria. Esta área es la primera que científicamente se ha identificado cómo la primera área afectada en la enfermedad del Alzheimer por eso los pacientes presentan pérdida de memoria.[2] En este lóbulo temporal también se almacenan recuerdos de música y curiosamente estos recuerdos son los últimos que el paciente olvida; esto explica que hay pacientes que están encamados y que no pueden tragar, pero si pueden cantar sus canciones favoritas.

✓ **Lóbulo occipital :** Se encuentra localizado en la parte de atrás del encéfalo, recibe las señales sensoriales desde los ojos entre sus funciones, este lóbulo procesa e interpreta la visión, permite la formación de recuerdos visuales donde recibe las señales sensoriales de los ojos. Sus funciones incluyen el procesamiento y la interpretación de la visión lo cual permiten la formación de las memorias visuales.

✓ **Lóbulo parietal :** Localizado bajo el hueso parietal en la parte media y lateral de la cabeza, entre sus funciones está: la percepción de los estímulos táctiles, la presión, la temperatura y el dolor. La percepción es la función cognitiva que nos ayuda a recibir, interpretar y comprender nuestras sensaciones. Existen diferentes clases de percepciones: visuales, táctiles, auditivas, olfativas, gustativa, movimiento temporal, entre otros.

✓ **<u>Lóbulo frontal</u> :** Es el lóbulo más grande del cerebro y se encuentra localizado en la parte frontal del cráneo. Entre sus funciones está procesar la información relacionada al gusto, tacto, movimiento y temperatura. El lóbulo frontal izquierdo controla el lenguaje y el lóbulo frontal derecho controla los movimientos no verbales, como la expresión facial.

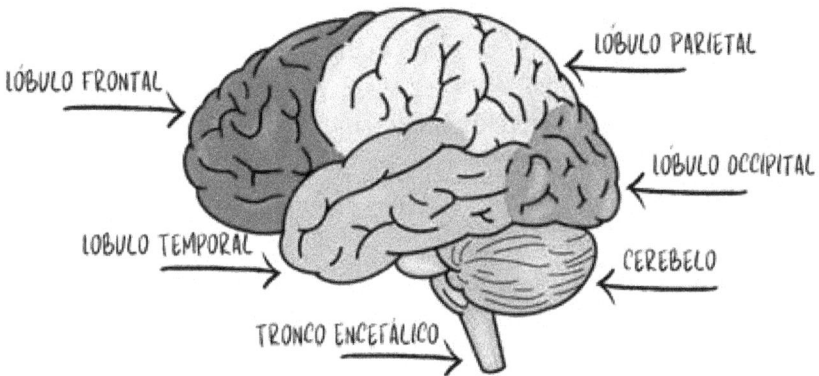

ii. *Función de un Cerebro Saludable*

El cerebro juega un papel fundamental en el mantenimiento de la supervivencia, supervisando funciones vitales como la coordinación, el equilibrio, el lenguaje y la memoria. Sus complejas operaciones están gobernadas por millones de células nerviosas conocidas como neuronas. Estas neuronas interactúan recibiendo estímulos y comunicándose entre sí a través de un proceso llamado sinapsis. Esta compleja forma de comunicación, facilitada por neurotransmisores, permite el intercambio de nutrientes entre neuronas y el procesamiento de estímulos esenciales para el correcto funcionamiento del cerebro.

Los mediadores químicos, también llamados *"sustancias químicas"*, son cruciales para facilitar la comunicación entre las células del cerebro. Estos mediadores deben estar presentes en proporciones específicas para garantizar que el cerebro funcione eficazmente. Las neuronas reciben información de los órganos sensoriales, capturan información del mundo externo y transmiten respuestas a diversas partes del cuerpo a través del sistema nervioso.

Esencialmente, el cerebro actúa como centro de mando de las funciones de nuestro cuerpo, orquestando una compleja interacción de neuronas y mensajeros químicos para interpretar los estímulos sensoriales y coordinar las respuestas. Comprender estos mecanismos arroja luz sobre la complejidad del funcionamiento del cerebro y subraya la importancia de mantener su delicado equilibrio para el bienestar y el funcionamiento generales.

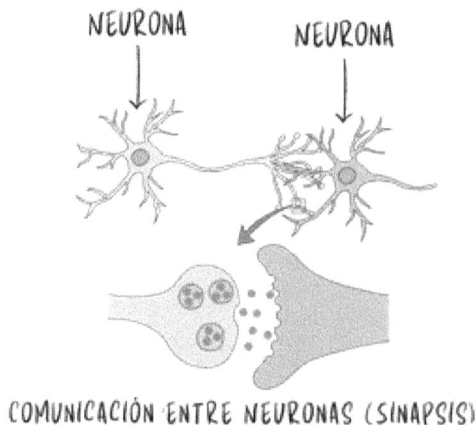

COMUNICACIÓN ENTRE NEURONAS (SINAPSIS)

iii. Anatomía del Cerebro en Pacientes con Alzheimer

En la enfermedad del Alzheimer el cerebro está disminuido en tamaño y peso por la muerte de las neuronas. Las proteínas Tau y las proteínas Beta Amiloides son proteínas que en proporción anormal se vuelven tóxicas causando degeneración en la neurona.[2] La conexión de Neurona a Neurona se ve interrumpida por el acumulo de las proteínas TAU y las placas Amiloides. Este acumulo desproporcionado, causa también la interrupción de la sinapsis y evita que los nutrientes lleguen a las neuronas causando la muerte de esta, y a la vez interrumpiendo la respuesta del estímulo. Cómo consecuencia de la muerte de las neuronas el cerebro se hace más pequeño y atrófico; y esto fue lo primero que identifico el Dr. Alois Alzheimer.

Las investigaciones de la enfermedad de Alzheimer ocupan un lugar primordial por el gran impacto de esta enfermedad en el aspecto económico y social. Inclusive el Gobierno de Estados Unidos ha promovido la creación de un proyecto llamado NAPA (National Alzheimer's Project Act) con el propósito de promover investigaciones, para encontrar la cura, desarrollar estrategias para ayudar a los pacientes con Alzheimer y a sus familiares. Este proyecto está vigente desde el 2010 y fue aprobado unánimemente por el Gobierno de EE. UU; anualmente CMS *"Centers for Medicare & Medicaid Services"* (es la agencia del Gobierno de EE. UU encargada de cumplir con la ley NAPA) presentan un reporte anual con las recomendaciones para mejorar la calidad de vida de los pacientes con Alzheimer y otras Demencias.[3]

Es importante aclarar que las alteraciones en las áreas cognitivas y la demencia no forman parte del envejecimiento normal. El proceso de envejecimiento generalmente implica una disminución y lentitud del pensamiento, razonamiento y el aprendizaje, pero no presenta síntomas de Demencia.

IV. DIFERENCIAS ENTRE ALZHEIMER Y DEMENCIA

Alzheimer y Demencia no es lo mismo. Demencia es un síndrome o conjunto de signos y síntomas que se manifiesta con deterioro cognitivo que interfieren con las actividades del paciente y lo incapacita.[4] Alzheimer es una de las causas de Demencia, según la Organización Mundial de la Salud (OMS), representa entre el 70% y el 60% de las Demencias[5]. Existen otras causas de Demencia: las demencias reversibles y las demencias irreversibles.

i. **_Demencias Reversibles:_** Las Demencias reversibles son aquellas donde el cerebro se puede recuperar un 100% y el paciente se queda sin deterioro cognitivo cuando se cura la enfermedad; es importante que tenga en cuenta que, si bien algunas demencias causadas por factores reversibles, pueden ser reversibles completamente con tratamiento, otros pueden mejorar o mejora sólo parcialmente y puede dejar algún deterioro cognitivo residual. El diagnóstico y la intervención oportunos son cruciales para maximizar las posibilidades de recuperación en casos de demencia reversible. Por lo tanto, es esencial una evaluación médica exhaustiva y pruebas de diagnóstico apropiadas para identificar y abordar causas potencialmente reversibles del deterioro cognitivo. Algunos ejemplos:

   ✓ **Depresión:** La depresión es una enfermedad mental que presenta síntomas de pérdida de memoria, alteraciones cognitivas y cambio en comportamiento que pueden confundirse con el diagnóstico de una Demencia. Al contrario, la depresión se puede curar con terapias, medicamentos o una combinación de ambos que puede resultar en una mejoría o la resolución de los síntomas cognitivos.

   ✓ **Drogas:** El abuso de sustancias, incluyendo el abuso de alcohol pueden causar deterioro cognitivo que pueden confundirse con síntomas de Demencia, estos síntomas pueden ser pasajeros o permanentes, depende del daño al cerebro. Con el uso apropiado de tratamiento y el cese del uso de la droga los síntomas cognitivos pueden mejorar y hasta resolverse completamente. La reversibilidad de los síntomas depende de varios factores como la severidad de la adicción a la droga y la duración del abuso de la droga.

✓ **Tumores:** Los síntomas de Demencia causado por tumores cerebrales pueden ser reversibles si el tumor puede ser tratado o removido quirúrgicamente. Una vez que se trata el tumor las funciones cognitivas pueden mejorar y hasta resolverse completamente, aunque la recuperación depende de factores como el tipo, localización y malignidad del tumor.

✓ **Deficiencia de Vitaminas:** La deficiencia de ciertas vitaminas como por ejemplo la deficiencia de vitamina B12 pueden presentar sintomatología asociadas a una demencia reversible. Al corregir la deficiencia de la vitamina el paciente recupera 100% sin presentar daño cognitivo.

✓ **Desordenes Metabólicos**: Enfermedades metabólicas como Addison y síndrome de Cushing pueden causar alteraciones cognitivas debido a desordenes hormonales y de los electrolitos. Estos síntomas incluyen confusión, problemas de memoria y dificultad para concentrarse. Realizar el diagnóstico lo más pronto posible permitirá dar el tratamiento correcto y puede resolver los síntomas cognitivos. Es importante destacar la importancia de la evaluación médica en caso de deterioro cognitivo.

✓ **Complicación con la Anestesia**: Algunos medicamentos utilizados para proveer anestesia general pueden causar efectos secundarios con alteraciones cognitivas postoperatorias, principalmente en pacientes envejecientes o individuos con alteraciones cognitivas preexistentes. Estos efectos secundarios pueden ser desde confusión temporera hasta deterioros cognitivos más persistentes. Factores como el tipo y dosis de anestesia, duración de la anestesia y la susceptibilidad individual son factores que influyen en la severidad y la duración de las complicaciones. Monitoreo vigilante y un cuidado postoperatorio adecuado son esenciales para mitigar estos riesgos y ayudar en la recuperación cognitiva.

✓**Otras:** Otras causas reversibles de demencia pueden incluir disfunción tiroidea, infecciones (como infecciones urinarias) infecciones del tracto respiratorio o meningitis y reacciones adversas a medicamentos. Identificar y tratar la causa subyacente puede a menudo conducir a una mejora o resolución de problemas de síntomas cognitivos.

ii. *Demencias Irreversibles:* Las demencias irreversibles sígnica que el daño al cerebro es permanente, cada uno de estas demencias irreversibles presentan desafíos únicos para los cuidadores y requieren enfoques personalizados para la atención y el manejo. Los síntomas específicos y la progresión de cada condición pueden ayudar a los cuidadores a brindar un apoyo y asistencia adecuados a cada paciente afectados por demencia. Ejemplos incluyen:

✓ **Alzheimer:** La enfermedad del Alzheimer es la forma más común de demencia irreversible, caracterizada por la progresión de la pérdida de la memoria, deterioro cognitivo y cambios en el comportamiento y personalidad. Implica la acumulación de depósitos anormales de proteínas en el cerebro.

✓ **Demencia con cuerpos de Lewis:** Es un tipo de Demencia irreversible causada por depósitos anormales de los cuerpos de Lewy en el cerebro. Esta enfermedad causa síntomas de Demencia principalmente como: problemas de pensamiento, razonamiento, alucinaciones y problemas al caminar.

✓ **Parkinson:** La enfermedad de Parkinson es un desorden neurodegenerativo caracterizado por la pérdida progresiva de las neuronas, causando principalmente deterioro motor, como tremores, bradicinesia, inestabilidad postural y alteraciones cognitivas. Estos cambios cognitivos se pueden manifestar como dificultades en la ejecución de funciones, alteraciones en la atención y en habilidades visoespaciales frecuentemente impactando el funcionamiento diario.

✓ **Tumores Cerebrales:** Dependiendo del tipo y la localización del tumor, los tumores del cerebro pueden producir síntomas parecidos a los de la Demencia. Síntomas incluyendo alteraciones en la memoria, dificultad para razonar, bradicinesia, rigidez y problemas para hablar. El deterioro cognitivo es variable y en algunos casos puede ser irreversible.

✓ **MCI (Deterioro cognitivo leve):** : El deterioro cognitivo leve (MCI) se manifiesta con cambios cognitivos leves, como, olvidos, dificultad para recordar eventos o conversaciones recientes y desafíos tomando decisiones o resolviendo problemas. Estos síntomas son notables, pero no impactan significativamente al paciente para realizar sus funciones diarias. La presencia de este tipo de Demencias es frecuentemente un indicador de progresión a una enfermedad de Alzheimer u otras Demencias.

✓ **Demencia Frontotemporal:** La Demencia Frontotemporal engloba un grupo de desórdenes caracterizado por daño en los lóbulos temporales y frontales del cerebro. Los síntomas pueden incluir cambios en el comportamiento, personalidad, dificultad en la lengua y problemas con ejecución de funciones.

➢ **Pick:** Pick es una forma rara de Demencia Frontotemporal, caracterizada por la acumulación anormal de cuerpos de Pick en áreas específicas del cerebro. Entre los síntomas más comunes están: Comportamientos compulsivos, conducta antisocial, dificultad para hablar y apatía por mencionar algunos. Este tipo de Demencia típicamente presenta con cambios de personalidad y comportamiento en contraste con los problemas de memoria que se ven en el Alzheimer.

✓ **Creutzfeldt-Jakob:** La ECJ es un desorden neurológico rara y de progresión rápida causada por alteraciones en las proteínas prion. Síntomas incluyen: movimientos involuntarios, dificultades en la coordinación, deterioro cognitivo y alteraciones en la memoria. Esta enfermedad tiene un curso clínico rápido causando deterioro neurodegenerativo severo y muerte en menos de un año del inicio.

✓ **Huntington:** La enfermedad de Huntington es una enfermedad genética neurodegenerativa, marcada por anormalidades motoras, disturbios psiquiátricos y deterioro cognitivo. La enfermedad resulta como consecuencia de la mutación en el gen Huntington causando acumulo anormal de proteína. Esta condición impacta profundamente la calidad de vida de un paciente requiriendo cuidado integral y estratégico.

✓ **Demencia Vascular:** La Demencia vascular es causada por la disminución del flujo sanguíneo, puede ser causado por accidentes cerebro vasculares por deposito anormales de colesterol u otras placas. Los síntomas son variables y dependen de la localización y la severidad del daño vascular, la presentación de estos síntomas puede ser parecido a otras formas de Demencia, como por ejemplo alteraciones en la memoria, deterioro en el juicio y la disfunción ejecutiva.

En conclusión, distinguir entre demencias reversibles e irreversibles es fundamental para comprender el pronóstico y el tratamiento del deterioro cognitivo. Si bien las demencias irreversibles, como la enfermedad de Alzheimer y la demencia frontotemporal, implican procesos neurodegenerativos progresivos que resultan en un deterioro cognitivo permanente, las demencias reversibles ofrecen esperanza de recuperación a través de intervenciones específicas. Abordar causas subyacentes como la depresión, el abuso de sustancias, los tumores y las deficiencias de vitaminas puede conducir a mejoras significativas en la función cognitiva. Realizar un diagnóstico precoz es crucial para el tratamiento correcto del paciente y puede ayudar a prevenir el miedo, la frustración y la desorientación tanto del paciente como de su familia.

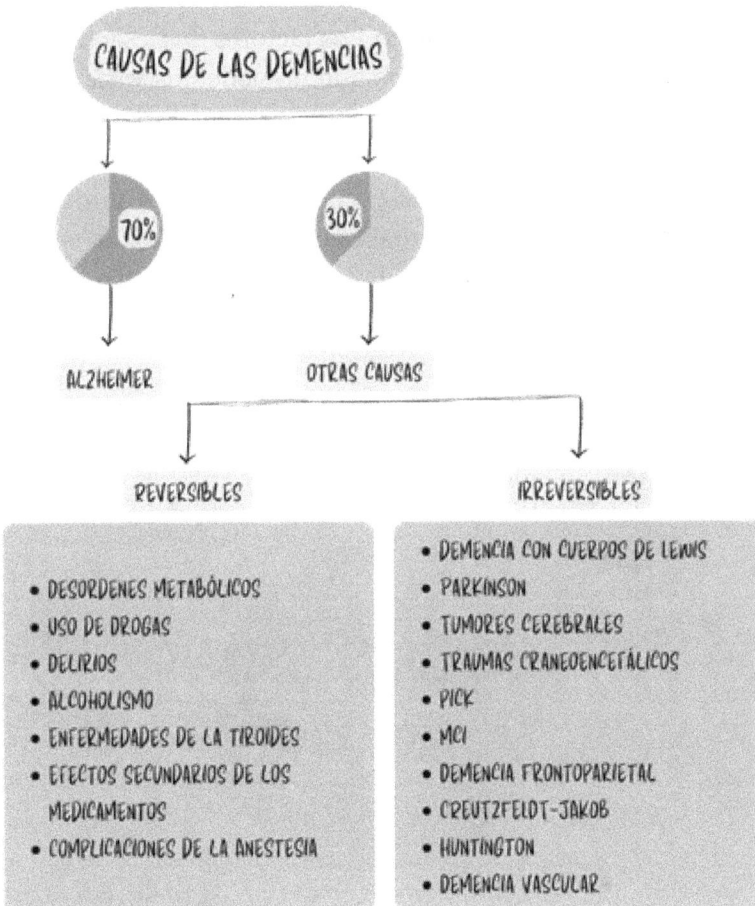

CAUSAS DE LAS DEMENCIAS

70% 30%

ALZHEIMER   OTRAS CAUSAS

REVERSIBLES   IRREVERSIBLES

- DESÓRDENES METABÓLICOS
- USO DE DROGAS
- DELIRIOS
- ALCOHOLISMO
- ENFERMEDADES DE LA TIROIDES
- EFECTOS SECUNDARIOS DE LOS MEDICAMENTOS
- COMPLICACIONES DE LA ANESTESIA

- DEMENCIA CON CUERPOS DE LEWIS
- PARKINSON
- TUMORES CEREBRALES
- TRAUMAS CRANEOENCEFÁLICOS
- PICK
- MCI
- DEMENCIA FRONTOPARIETAL
- CREUTZFELDT-JAKOB
- HUNTINGTON
- DEMENCIA VASCULAR

V. CAUSAS DEL ALZHEIMER

El Alzheimer es una enfermedad neurodegenerativa del cerebro. La causa exacta de la enfermedad aún se desconoce, pero gracias a las investigaciones se ha identificado factores de riesgo que aumenta la posibilidad de desarrollar la enfermedad. Estos factores de riesgo se dividen en dos tipos: los factores de riesgo modificables y los factores de riesgo no modificables.

i. ***Factores No Modificables:*** Los factores de riesgo no modificable significan que son factores que no podemos variar, cambiar o alterar; estos factores no modificables son la edad y la genética. La edad es considerada el riesgo principal de desarrollar la enfermedad. Genéticamente la presencia del Gen APOE-4 aumenta el riesgo de desarrollar la enfermedad, pero su presencia no es suficiente para desarrollar la enfermedad por eso no es una enfermedad hereditaria.

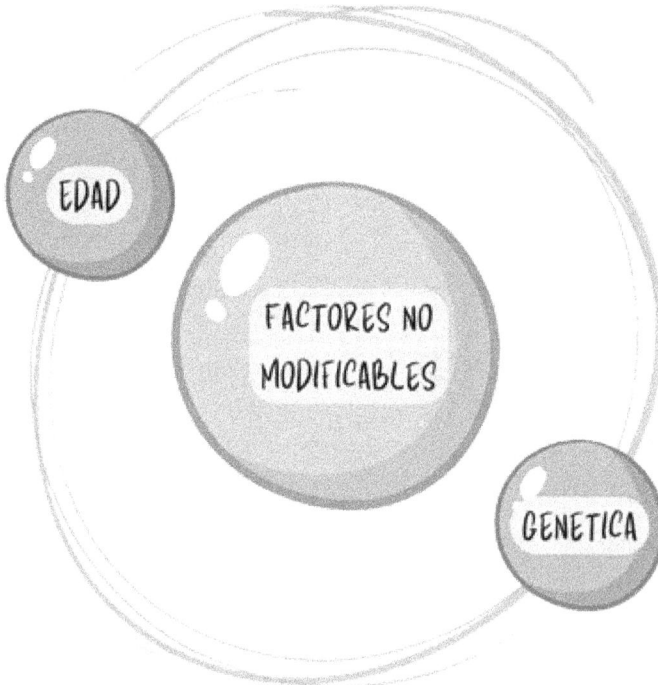

ii. ***Factores Modificables:*** Los factores de riesgo modificables son factores que, si se realizan cambios de estilo de vida, se puede disminuir el riesgo de desarrollar la enfermedad del Alzheimer. Estos factores de riesgo son: Sedentarismo, Alcoholismo, Tabaquismo, Hipertensión, Depresión, DM-II, Obesidad, Hiperlipidemias, Estrés, Insomnio, Ansiedad, Mala Alimentación, Aislamiento.

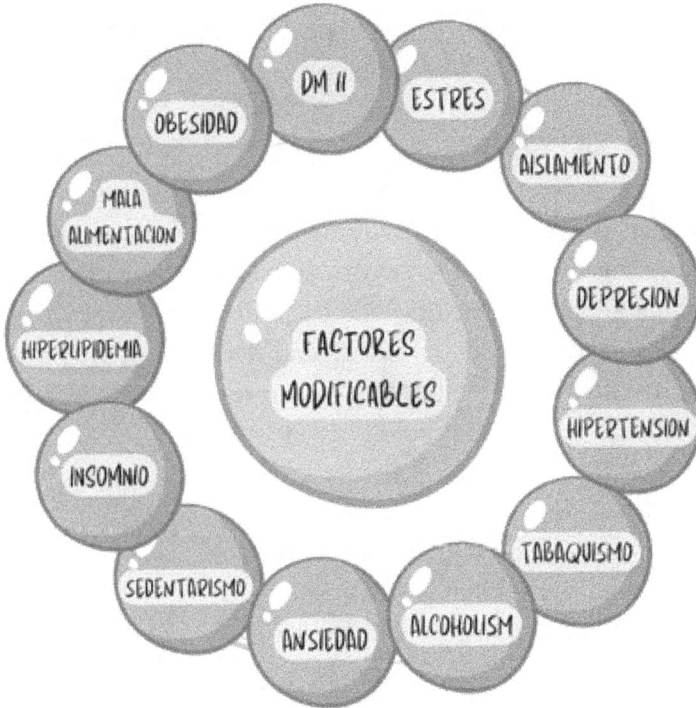

Enfocarnos en los factores modificables y realizar cambios de estilo de vida para evitar la probabilidad de desarrollar la enfermedad del Alzheimer, es lo más importante. No debemos enfocarnos en la idea de que tener un paciente con Alzheimer es un riesgo, porque el estrés y la ansiedad que esto generaría si sería un detonante de riesgo para desarrollar la enfermedad.

VI. SÍNTOMAS

Alzheimer es una enfermedad neurodegenerativa progresiva que afecta la memoria inicialmente. La sintomatología de la enfermedad es variable de paciente en paciente, debido a la variabilidad en la progresión, la duración y la cronología de los síntomas. Las investigaciones de esta enfermedad han concluido que los primeros cambios anatómicos en el cerebro aparecen años antes de que el paciente presente los primeros síntomas.[6] Los pacientes con Alzheimer presentan síntomas cognitivos, no cognitivos y físicos.

Los síntomas no cognitivos consisten en cambios conductuales y psiquiátricos que podría confundirse con otras enfermedades mentales. Mientras que los síntomas físicos consisten en alteraciones fisiológicas como cambios en la marcha, cambios en la función motora y percepción sensorial, característicos de la enfermedad del Alzheimer. Entre los síntomas cognitivos hay alteraciones en memoria, lenguaje, razonamiento, falta de juicio, etc.

i. Síntomas Cognitivos

- ✓ Alteración en la memoria.
- ✓ Dificultad para hablar.
- ✓ Dificultad para razonar.
- ✓ Falta de juicio.
- ✓ Alteraciones en el pensamiento.
- ✓ Problema de aprendizaje, etc.

ii. Síntomas no Cognitivos: [7] Los síntomas no cognitivos pueden ser trastornos psiquiátricos y de comportamientos.

- ✓ Delusiones.
- ✓ Irritabilidad.
- ✓ Ansiedad.
- ✓ Frustración.
- ✓ Agresión.

✓ Agitación.

✓ Apatía.

✓ Depresión.

✓ Desorientación en tiempo lugar y persona.

✓ Cambios en comportamiento y personalidad.

✓ Deambulación sin dirección.

✓ Gritos repetitivos.

✓ Desinhibición sexual.

✓ Psicosis.

✓ Trastornos de sueño.

iii. Síntomas Físicos

✓ Dificultad al caminar.

✓ Perdida de balance.

✓ Problemas para tragar.

✓ Problemas de incontinencia.

✓ Rigidez en articulaciones.

✓ Mayor fatiga.

✓ Debilidad muscular.

✓ Debilidad en extremidades.

✓ Pérdida de masa muscular.

✓ Úlceras de presión.

✓ Síntomas secundarios a procesos infecciosos.

✓ Síntomas relacionados a condiciones crónicas.

Es importante educarnos y entender que la sintomatología es variable en cada paciente y como consecuencia el tratamiento de cada paciente es diferente. Debemos evitar las comparaciones entre tratamientos para evitar las confusiones. El tratamiento de cada paciente con Alzheimer es individualizado y va dirigido a la sintomatología.

VII: DIAGNÓSTICO

La enfermedad del Alzheimer no se puede diagnosticar por una prueba de laboratorio o una imagen radiológica definitiva. El diagnóstico definitivo se hace después de que un paciente muere por autopsia. Gracias a las investigaciones existen actualmente herramientas que nos ayudan a realizar el diagnóstico de Alzheimer con un 90% de certeza. Lo más importante es hacer el diagnostico en etapas tempranas. La evaluación de un paciente consiste en:

i. *Examen Clínico*

✓ **Historial médico:** El historial médico proveerá toda la información del paciente hasta el momento de la evaluación, enfermedades, historial pasado, presente, medicamentos, resultados previos y signos y síntomas que presenta el paciente y su tiempo de evolución.

✓ **Examen físico:** En el examen físico del paciente, el proveedor de salud examina físicamente para determinar si existe un problema físico, examinará, auscultará, explorará y palpará el cuerpo.

✓ **Examen visual:** Alteraciones visuales están relacionadas con la enfermedad del Alzheimer, por eso el examen visual es importante a la hora de evaluar al paciente con Demencia.

✓**Examen dental:** El examen dental es importante cada 6 meses porque hay evidencia que existen bacterias que se están investigando y que son factores de riesgo para desarrollar AD.[8]

✓**Examen auditivo:** El examen auditivo es fundamental, ya que ciertos hallazgos podrían indicar un riesgo elevado de desarrollar Alzheimer.

ii. **Pruebas de Laboratorio:** Para identificar cualquier alteración se debe realizar las siguientes pruebas de laboratorio:

✓ **CBC (Hemograma Completo):** Una prueba de hemograma mide varios componentes de la sangre, incluyendo la sangre células rojas, glóbulos blancos y plaquetas. Si bien no diagnostica directamente la enfermedad de Alzheimer, ayuda a descartar otras afecciones que podrían contribuir al deterioro cognitivo, como infecciones o anemia.

✓ **UA (Análisis de orina):** El análisis de orina evalúa el estado físico de la orina y propiedades químicas. Puede ayudar a identificar el tracto urinario infecciones o problemas renales, que pueden presentar síntomas similares al Alzheimer o exacerbar el deterioro cognitivo.

✓ **CMP (Comprehensive Metabolic Panel):** Una prueba de CMP evalúa la función renal, la función hepática, los niveles de electrolitos y los niveles de glucosa en sangre. Las anomalías en estos parámetros podrían indicar problemas de salud subyacentes que pueden afectar la función cerebral y contribuir al deterioro cognitivo.

✓ **Prueba VDRL (Laboratorio de Investigación de Enfermedades Venéreas):** La prueba VDRL se utiliza para detectar la sífilis, una enfermedad infección transmitida, la sífilis no tratada puede provocar complicaciones neurológicas que pueden imitar los síntomas de la enfermedad de Alzheimer y otras Demencia.

✓ **Prueba de VIH (Virus de Inmunodeficiencia Humana):** El VIH puede afectar al sistema nervioso central y provocar un deterioro cognitivo, conocido como trastornos neurocognitivos asociados al VIH. La prueba del VIH es importante para descartar las causas de deterioro cognitivo.

✓**Niveles de vitamina B12:** La deficiencia de vitamina B12 puede causar síntomas neurológicos, incluido el deterioro cognitivo y síntomas similares a los de la demencia.

✓**Prueba de TSH (hormona estimulante de la tiroides):** Enfermedades de la tiroides, como el hipotiroidismo, puede manifestarse con síntomas cognitivos parecidos a los de la demencia. Una prueba de TSH ayuda a evaluar la función tiroidea y a descartar problemas relacionados con la tiroides y las causas del deterioro cognitivo.

iii. Estudios para Identificar Biomarcadores

✓ **LP (Punción Lumbar):** Mediante la realización de este estudio, se pueden identificar las proteínas Beta-Amiloides y Tau en el líquido cefalorraquídeo. Estos biomarcadores son reconocidos como evidencia diagnóstica de la enfermedad de Alzheimer.[9]

✓ **RM:** Este estudio de Resonancia Magnética ofrece información estructural anatómica del cerebro, se ven los primeros cambios en el lóbulo temporal medial y por esto se afecta la memoria y el aprendizaje. En la resonancia magnética se identifica la atrofia del cerebro que causa el Alzheimer.

✓ **PET:** También conocida como tomografía por emisión de positrones, este estudio puede detectar cambios en el cerebro, como, placas Amiloides y proteínas Tau, ayudando al diagnóstico. Adicionalmente el PET, puede diferenciar entre diferentes tipos de Demencias y pueden monitorear la progresión de la enfermedad con el tiempo, proveyendo información importante para la planificación del tratamiento.[10]

✓ **CT SCAN:** Es un estudio de tomografía computarizada del cerebro que nos ayuda a detectar Demencias.[10]

iv. Pruebas Neuropsicológicas

✓ **Examen Mini-Mental:** Evalúa memoria, lenguaje, orientación, etc. Esta prueba dura 10 minutos, y provee información del estado cognitivo del paciente.

✓ **MoCA (Montreal Cognitive Assesment):** Evalúa función cognitiva y signos tempranos de la Demencia.[11]

✓ **Mini COG:** Esta prueba combina evaluación de memoria y la prueba del reloj. Puede determinar demencia en 3 minutos.

> **Prueba de Dibujo del Reloj (CDT):** La prueba del dibujo del reloj es a menudo una herramienta de evaluación cognitiva. Se utiliza para detectar el deterioro cognitivo, incluyendo La enfermedad de Alzheimer. En esta prueba, los individuos se les indica que dibujará la esfera de un reloj, incluyendo números y manecillas para indicar una hora específica, normalmente las 11 y diez. Errores como falta números, colocación incorrecta de números e imprecisiones en la descripción del tiempo solicitado puede indicar dificultades con la organización espacial, planificación y función ejecutiva, que se asocian comúnmente con el Alzheimer y otras formas de demencia. Este simple pero efectiva prueba proporciona información valiosa sobre la capacidad cognitiva. Habilidades y ayudas en la identificación temprana. de posible deterioro cognitivo.

El objetivo principal es hacer el diagnóstico de la enfermedad del Alzheimer lo más pronto que se pueda para poder iniciar el tratamiento lo más pronto posible. Desafortunadamente la mayor parte de las veces el diagnostico se realiza cuando el paciente presenta signos y síntomas lo que significa que ya hay deterioro cognitivo. Actualmente identificar la enfermedad en su fase preclínica es limitado por la poca disponibilidad y acceso de poder realizar las pruebas que determinan los biomarcadores.

El diagnóstico definitivo se realiza por autopsia. Las investigaciones han sido importantes al ayudar a desarrollar herramientas para realizar un diagnóstico preciso de Alzheimer. El diagnóstico de la enfermedad del Alzheimer es identificado principalmente por los médicos primarios, utilizando el examen clínico y pruebas neuropsicológicas. Actualmente la identificación de biomarcadores es utilizada principalmente por los investigadores.

VIII. TRATAMIENTOS

El Alzheimer no tiene cura. Actualmente existen medicamentos farmacológicos que iniciados en etapas tempranas retardan el deterioro cognitivo. El tratamiento del paciente con Alzheimer consiste en terapia farmacológicas y terapias no farmacológicas.

i. *Terapias Farmacológicas:* La terapia farmacológica para tratar el Alzheimer consiste en dos clases de medicamentos disponibles y aprobados para tratar la enfermedad de Alzheimer.

✓ **Drogas Anticolinérgicas:** Que inhiben la acetilcolinesterasa que es la enzima responsable de la destrucción de la acetilcolina; la acetilcolina es un neurotransmisor responsable del aprendizaje de la memoria y la concentración. En la enfermedad del Alzheimer se encuentra disminuida la acetilcolina, estos medicamentos anticolinérgicos ayudan a mejorar el aspecto cognitivo. Estos medicamentos anticolinérgicos deben iniciarse como terapia lo más pronto posible que se haga el diagnóstico de la enfermedad de Alzheimer, y la terapia debe continuarse hasta las etapas finales. Los siguientes son los tres medicamentos disponibles en el mercado:

➢ Donepezil

➢ Galantamina

➢ Rivastigmina

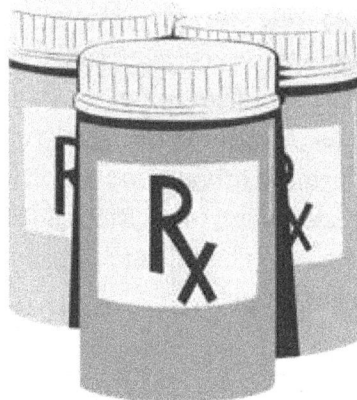

✓ **Drogas Antagonistas del Receptor Glutamato:** El Glutamato es un químico importante en los procesos de aprendizaje y memoria en liberación controlada, en pacientes con enfermedades neurodegenerativas como el Alzheimer existe una liberación de este neurotransmisor más de lo anormal y este exceso provoca degeneración de las neuronas y como consecuencia enfermedades neurodegenerativas como el Alzheimer.

> ➢ **Memantina:** Es un ejemplo de estos medicamentos que son reguladores del Glutamato.

✓ **Fármacos Psiquiátricos:** En el tratamiento del paciente con Alzheimer se utilizan fármacos psiquiátricos para los pacientes con Alzheimer que sufren síntomas psiquiátricas cómo depresión, apatía, delirios, confusión, alucinaciones, agresividad, agitación, desorientación, por mencionar algunas, esto es parte del proceso del deterioro cognitivo y el médico evaluará y ofrecerá el fármaco de acuerdo con el síntoma.

ii. *Terapias No Farmacológicas:* Las terapias no farmacológico puede mejorar potencialmente la calidad de vida de un paciente con Alzheimer. Los tratamientos no farmacológicos consisten en cualquier terapia de intervención que no utilice drogas químicas. Las investigaciones concluyen que el uso de tratamiento de terapias no farmacológicas y terapias farmacológicas combinadas retrasa el deterioro cognitivo y disminuye las alteraciones en el comportamiento, mejorando así la calidad de vida de los pacientes con Alzheimer u otras Demencias y la calidad de vida de los cuidadores. Algunos ejemplos incluyen: Terapia de animales,[12] terapia de música[13] y taichi.[14]

iii. Fármacos en Estudio

✓ **Aducanumab:** Este fármaco se aprobó por el FDA para los pacientes con Alzheimer y MCI. Este es el primer medicamento que interfiere con la fisiopatología de la enfermedad y en etapas tempranas podría evitar la progresión de la enfermedad. Por esto es sumamente importante la detección temprana de la enfermedad del Alzheimer.[15] Su uso actualmente es limitado y se está trabajando para que los planes médicos cubran con los costos.

✓ **Lecanemab:** Es otro medicamento en estudio indicado para los pacientes con Alzheimer y MCI. Este medicamento se espera pueda prevenir la formación de las placas amiloides y detener el proceso del daño cognitivo.[16]

Para concluir es importante educarnos y entender que la enfermedad del Alzheimer no tiene cura, que los medicamentos anticolinérgicos (Donepezil, Galantamina y Rivastigmina) y los medicamentos antagonistas del receptor Glutamato (memantina) no curan, estos medicamentos retrasan los síntomas cognitivos, no cognitivos y físicos. Es importante entender que el tratamiento de cada paciente es individualizado y no se debe comparar con otros pacientes con Alzheimer u otras Demencias.

IX: FACTORES DE RIESGO

Los factores de riesgo que aumentan la probabilidad de desarrollar el Alzheimer u otras Demencias son de dos tipos: factores de riesgo no modificables y factores de riesgo modificables.

i. ***Factores de Riesgo No Modificables:*** Los factores de riesgo no modificables no lo podemos controlar ni modificar.

✓ **Edad:** El riesgo de desarrollar Alzheimer aumenta con la edad y los pacientes envejecientes aumentan el riesgo de desarrollar la enfermedad.[17] Este factor de riesgo no es modificable porque no podemos evitar el envejecimiento..

✓ **Genética:** Otro factor de riesgo que juega un papel importante en los pacientes con Alzheimer según las investigaciones es el hallazgo del Gen APOE-e4 en el cromosoma 19, considerado un factor de riesgo genético. La presencia de este gen aumenta el riesgo de desarrollar Alzheimer, pero su presencia no es indicativa de que la persona padecerá la enfermedad del Alzheimer.[18]

ii. ***Factores de Riesgo Modificables:*** Son factores de riesgo que podemos modificar o sea intervenir para evitarlo, disminuirlo o controlarlo.

✓ **DM tipo II:** Se desconoce el mecanismo exacto entre diabetes y demencia, pero si se ha establecido que tener DM tipo 2 es un factor de riesgo de desarrollar la enfermedad de Alzheimer. Si analizamos la diabetes como enfermedad es más común en pacientes con sobrepeso y falta de ejercicio, cuando la diabetes no se controla hay más riesgo de padecer derrames cerebrales, enfermedades cardiovasculares y enfermedades mentales y todos esos factores son factores de riesgo para desarrollar la enfermedad de Alzheimer. Si se sabe fisiopatológicamente que niveles altos de azúcar afecta el cerebro adversamente.

✓ **Hipertensión:** Estudios revelan que pacientes con alta presión sanguínea elevada están a mayor riesgo de padecer Alzheimer, la alta presión causa daños en los vasos sanguíneos [19]

✓ **Depresión:** La depresión es un factor de riesgo que puede provocar el desarrollo de la enfermedad del Alzheimer, las investigaciones actualmente siguen trabajando para aclarar los mecanismos.

✓ **Obesidad:** La obesidad también es un factor de riesgo para desarrollar la enfermedad del Alzheimer porque hay más riesgo de DM, de hipertensión y de eventos coronarios.

✓ **Hiperlipidemias:** Es otro factor de riesgo para desarrollar la enfermedad de Alzheimer, porque hay más riesgo de tener enfermedad del corazón y accidentes cerebrovasculares.

✓ **Dieta:** Dietas altas en carbohidratos y grasas son factores de riesgo porque aumenta el riesgo de DM, Hiperlipidemias y enfermedades coronarias.

✓ **Tabaquismo:** El tabaquismo es otro factor de riesgo de desarrollar Alzheimer por la disminución de oxígeno a las arterias.

✓ **Alcoholismo:** El alcohol es neurotóxico y es otro factor de riesgo para desarrollar la enfermedad.

✓ **Sedentarismo:** La falta de ejercicio es otro factor de riesgo porque predispone a la obesidad y riesgo de enfermedades coronarias. El ejercicio estimula la producción de hormonas capaces de mejorar la memoria y la capacidad de aprender.

✓ **Estrés:** El estrés es otro factor de riesgo, cuando estamos en estrés se produce mucho cortisol. El estrés prolongado causa mucho cortisol y este a su vez provoca daño a nivel del cerebro, matando las neuronas y provocando Demencia.

✓ Falta de socialización

✓ Desbalance hormonal.

✓ Deficiencia de vitaminas.

X. PREVENCIÓN

Prevención se define como las medidas que se utilizan para evitar o retardar la aparición de una enfermedad en las personas. En la enfermedad del Alzheimer la prevención juega un papel importante según información que han generado las investigaciones.[20] Este capítulo tiene como objetivo educar para disminuir los riesgos que son modificables.

✓ **Evitar Sedentarismo:** Según las investigaciones practicar actividad física regularmente disminuye el riesgo de presentar la enfermedad del Alzheimer.[21] Existen muchos beneficios al realizar ejercicios como: las personas viven más, previene la incidencia de los casos de muerte prematuras, disminuye el riesgo de presentar enfermedades crónicas como: enfermedades coronarias, diabetes, cáncer de colorrectal, entre otros.

✓ **Evite el Alcoholismo:** El alcohol causa alteraciones en el cerebro y provoca muerte de las neuronas y puede causar Demencia.

✓ **Evite el Tabaquismo:** Se ha demostrado que el uso del tabaco es un factor de riesgo para desarrollar Demencia porque aumenta el riesgo de eventos coronarios y accidentes cerebrovascular. Las investigaciones reportan que hay una relación entre el tabaquismo y la Demencia, aunque las investigaciones no están del todo claro en el porqué del Alzheimer y el tabaquismo si se sabe que existen cambios fisiológicos importantes que causan demencia como la disminución del oxígeno en las arterias y el aumento del estrés oxidativo que juega un papel importante en la muerte de la neurona ocasionando así Demencia. Investigaciones reportan que dejar de fumar mejora la circulación y la oxigenación del cerebro, disminuye el estrés oxidativo que disminuyen el daño al cerebro y disminuye el riesgo de Demencia.

✓ **Controle su Hipertensión:** Controlar su presión arterial, es importante porque existe una relación entre la presión alta y el desarrollo de Alzheimer y Demencia.[19] La primera causa de Demencia vascular es presión alta no controlada y se puede evitar con tratamiento médico.[22]

✓ **Trate su Depresión:** Es la causa de salud mental más frecuente en EEUU y el mundo. La depresión es una condición mental caracterizada por tristeza, llanto, y las personas pierden el interés por vivir y está en alto riesgo de cometer suicidio. Es una condición que con tratamiento médico puede resolver, lo importante es identificar los síntomas y buscar ayuda inmediatamente. La depresión aumenta el riesgo de desarrollar Demencia.

✓ **Controle su DM II:** Estudios reportan que niveles altos de glucosa en sangre pre disponen a desarrollar Alzheimer, porque se alteran los procesos químicos del cerebro provocando daño a las células del cerebro.

✓ **Evite la Obesidad:** La obesidad aumenta el riesgo de presentar DM y de enfermedades coronarias si tiene sobrepeso u obesidad hay un aumento en la probabilidad de desarrollar Alzheimer u otras Demencias.

✓ **Hiperlipidemias:** Altos niveles de colesterol y triglicéridos en la sangre aumentan el riesgo de padecer Demencia. Estos altos niveles interfieren con el buen funcionamiento de las células cerebrales.

✓ **Disminuya el Estrés:** El estrés es un sentimiento de tensión y ansiedad, causado por situaciones o pensamientos. En pequeños episodios el estrés puede ser positivo, pero cuando el estrés interfiere con su vida diaria entonces se ha convertido en una condición médica y debe ser evaluado por un profesional de la salud.

> ➢ El cerebro es el órgano que más sufre por el estrés porque cuando una persona está sometida a estrés genera una hormona que se llama cortisol y los niveles altos del cortisol pueden interferir en los patrones del sueño, regula los niveles de inflamación, desequilibra el azúcar y afecta la memoria y la concentración. El estar sometido a un estrés continuo es un factor de riesgo para desarrollar la enfermedad del Alzheimer por eso es importante evitarlo.

✓ **Evite el Insomnio:** Estudios revelan que no dormir bien está asociado a desarrollar la enfermedad de Alzheimer,[20] durante el sueño se limpia el cerebro eliminando productos que reducen la concentración, si no dormimos bien se evita la eliminación de estos productos tóxicos y aumenta el acumulo de proteína Tau y Beta Amiloides causantes del Alzheimer.[23] Por eso es importante tener un sueño reparador.

✓ **Controle su Ansiedad:** La ansiedad es un sentimiento de preocupación exagerada que interrumpe con sus actividades diarias, no puede concentrarse, y esa preocupación es todo el tiempo. Estudios han reportado que hay una relación que a mayor ansiedad mayor riesgo de Demencia.[24]

✓ **Evite la Mala Alimentación:** Una alimentación baja en grasas y carbohidratos disminuye el riesgo de desarrollar la Demencia porque evita los depósitos de masa en las arterias y esto disminuye los accidentes cardiovasculares y como consecuencia menos probabilidad de desarrollar Demencia.

> ➢ **DASH:** Se centra en frutas, verduras, cereales integrales, proteínas magras y productos lácteos bajos en grasa, al tiempo que limita las grasas saturadas, el colesterol y el sodio. Su objetivo es reducir la presión arterial alta y promover la salud del corazón, beneficiando potencialmente a los pacientes de Alzheimer al apoyar la salud del cerebro y reducir los factores de riesgo cardiovascular asociados con el deterioro cognitivo.[21]

> **Dieta Mediterránea:** Rica en frutas, verduras, cereales integrales, pescado, aceite de oliva, frutos secos y semillas, con consumo moderado de aves, lácteos y vino tinto. Asociado con un riesgo reducido de enfermedades cardíacas, accidentes cerebrovasculares y deterioro cognitivo, su énfasis en grasas saludables, antioxidantes y compuestos antiinflamatorios puede ayudar a proteger contra la enfermedad de Alzheimer y otras demencias al reducir el estrés oxidativo, la inflamación y promover el sistema cardiovascular. salud.[21]

✓ **<u>Evite el Aislamiento</u>:** La falta de socialización, evitando compartir con personas fuera de su entorno familiar aumenta el riesgo de desarrollar Demencia.[25]

✓ Consulte con su equipo médico el uso de vitaminas, antioxidantes, hormonas y alimentos como las fresas, la cúrcuma, ashwagandha, VIT D, Coq, entre otros.

✓ Controle sus problemas de apnea, porque niveles bajos de oxígeno en la noche predisponen al Alzheimer.

✓ Evite exponerse a metales pesados como el plomo, cadmio y el mercurio.

XI: ESTADÍSTICAS (AÑO 2023)

1. *Más de 6 millones de americanos viven con Alzheimer.[17]*

2. *En el 2023 el Alzheimer y otras demencias cuestan a la Nación 345,000 mil millones de dólares.[17]*

3. *Alzheimer es la 6ta causa de muerte en E.U.[26]*

4. *Del 2000 al 2023 las muertes por Alzheimer han aumentado a 145%. (Las muertes por Cáncer y enfermedades cardiacas han bajado de 7% - 9%).[27]*

5. *Se calcula que los cuidadores proveen 18.5 billones horas de cuidado con un valor aproximado de 244 billones de dólares.[28]*

6. *Los Hispanos son 1.5 más propensos a desarrollar Alzheimer.[29]*

7. *Sólo 4 de cada 10 pacientes hablará con su médico sobre su pérdida de memoria.[17]*

8. *82% de los médicos primarios son la primera línea de cuidado de pacientes con Alzheimer u otra Demencia.[30]*

9. *Mujeres son más propensas a tener Alzheimer.[17]*

10. *1 de cada 9 personas mayores de 65 años tiene Alzheimer.[17]*

11. *Alzheimer es la 5ta causa de muerte en pacientes mayores de 65 años.[26]*

12. *Para el 2050 se pronóstica que la enfermedad del Alzheimer costará a EEUU 1.1 trillón de dólares.[31]*

13. *Sobre 11 millones de americanos provee cuidado sin paga a pacientes con Alzheimer u otras Demencias.[17]*

14. *Para el 2050 se pronostica que más de 13 millones de personas vivirá con Alzheimer.[17]*

XII: DATOS (AÑO 2023)

1. *Es la causa de Demencia más común. (60%-70%).[5]*

2. *Alzheimer es la 6ta causa de muerte en el mundo.[5]*

3. *1 de cada 3 envejecientes muere de Alzheimer u otras Demencias (mueren más pacientes de Alzheimer que de cáncer de Seno y Cáncer de Próstata juntos.) [17]*

4. *Cada 65 segundos alguien es diagnosticado con Alzheimer en E.U.[32]*

5. *Solo un 16% de los Pacientes envejecientes recibe una evaluación mental durante su visita al médico primario.[33]*

6. *Pacientes con Alzheimer y otras Demencias tienen doble el riesgo de estadías prolongadas en el Hospital.[17]*

7. *Envejecientes de la raza afroamericana tiene 2 veces más la probabilidad de desarrollar Alzheimer comparados con los envejecientes americanos blancos.[17]*

8. *Un estudio de investigación realizado en 2017 encontró que más del 60% de las personas con demencia no estaban diagnosticadas.[34]*

9. *Los signos y síntomas varían de personas a personas.[17]*

10. *La Demencia no es una consecuencia del envejecimiento.*

11. *La Demencia es una de las primeras causas de Incapacidad en EU.[5]*

12. *Finlandia es el país con más pacientes con Alzheimer.[35]*

13. *La enfermedad puede durar de 4 a 8 años principales, pero puede durar hasta 20 años.[36]*

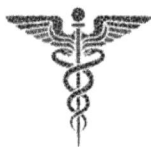

CAPÍTULO II

Etapas del Alzheimer: Síntomas, Complicaciones y Recomendaciones

I. INTRODUCCIÓN

L A ENFERMEDAD DEL ALZHEIMER generalmente progresa lentamente e incapacita de manera diferente a cada paciente. La duración de la enfermedad varia de persona a persona y puede durar de 4 a 20 años[36] aproximadamente y así también varían los síntomas de persona a persona.

La variación en la duración de la enfermedad y la diversidad de la presentación de los síntomas depende de cada persona diagnosticada con Alzheimer. Existen varios modelos de etapas que divide el Alzheimer: *Modelo de 7 etapas*, el *modelo de 3 etapas* y el *modelo de 4 etapas* por mencionar algunos. Esto es debido a la variabilidad en la presentación clínica de la enfermedad.

Educarnos nos ayudará a reaccionar apropiadamente a los cambios y mejorar la calidad de vida tanto de los pacientes como de los cuidadores. Para propósitos de esta guía utilizaremos el modelo de tres etapas como nuestro modelo de referencia.

i. *Modelo de 3 Etapas*

✓ **Etapa 1:** Leve (Temprana)
✓ **Etapa 2:** Moderada (Media)
✓ **Etapa 3:** Severa (Tarde)

II. ETAPA LEVE

En esta etapa el paciente con Alzheimer es independiente, las alteraciones cognitivas que presentan no interfieren en sus actividades diarias, como bañarse, comer, ni tampoco interfiere con su trabajo.[36]

i. ***Síntomas:*** Los síntomas iniciales de esta enfermedad comienzan a presentarse durante esta etapa. En la mayoría de los casos, el paciente puede mantener su independencia, requiriendo una asistencia mínima de su cuidador.

✓ Perdida de la memoria reciente, el paciente repite lo mismo una y otra vez.

✓ Problemas con las habilidades cognitivas, como deterioro del juicio y toma de decisiones.

✓ Pierde sus objetos de valor.

✓ Problemas para recordar nombres de personas conocidas que no son parte de la familia cercana.

✓ El paciente puede conducir, pero se desorienta fácilmente y se pierde.

✓ Problemas con el lenguaje y la comunicación, por ejemplo, no se acuerda de una palabra en específica.

✓ Paciente puede presentar síntomas de depresión.

✓ Paciente puede presentar problemas para dormir.

✓ En esta etapa el paciente come bien, pero puede olvidar y omitir alguna comida.

✓ Cambios de comportamiento, se puede poner irritado, agitado, agresivo, etc.

✓ Cambios de personalidad, por ejemplo, se puede comportar antisocial y utilizar vocabulario soez.

✓ Tiene dificultad para resolver problemas matemáticos y problemas para planificar.

ii. Complicaciones

✓ El paciente puede olvidar sus citas médicas, ocasionando alteraciones en su cuidado médico y provocando la omisión de tratamientos o exámenes de detección.

✓ El paciente puede preguntar repetidamente la ubicación de artículos como las llaves del auto, indicando pérdida de la memoria a corto plazo.

✓ El paciente puede dejar de pagar sus compromisos económicos y como consecuencia empezar a tener problemas financieros.

✓ El paciente puede empezar a realizar retiros de las cuentas bancarias y luego no saber que hizo con el dinero.

✓ El paciente puede experimentar relaciones tensas con vecinos y amigos por alteraciones en el comportamiento u olvidos.

✓ El paciente olvida sus tratamientos farmacológicos y como consecuencias sus condiciones médicas pueden empeorar.

✓ El paciente puede manejar inicialmente, pero se desorienta y no sabe para donde va.

✓ El paciente puede olvidar eventos importantes y luego deprimirse por que no asistió.

iii. Recomendaciones

✓ No ignore los síntomas (no son parte de su envejecimiento normal).

✓ Buscar ayuda de un profesional de la salud inmediatamente.

✓ Sea empático, escuche, sea paciente, trate de actuar como le gustaría que lo trataran a usted.

✓ Colocar planificadores mensuales o semanales en áreas visibles al paciente.

✓ Colocar calendarios en un área visible; (Colocar citas médicas, eventos familiares, cumpleaños, día de pago de las cuentas, etc).

✓ Organización. Es importante organizar y rotular para que el paciente no esté preguntando dónde están las cosas.

✓ Empieza a dialogar sobre asuntos legales, financieros, quien será el tutor legal, directrices avanzadas y testamento entre otros, para evitar desacuerdos con el resto de la familia. Puede ocasionar problemas más tarde al tener que decidir por el paciente.

✓ Ayude a establecer rutinas de ejercicio.

✓ Ayudar a promover una alimentación balanceada, ayúdalo a realizar la lista de compra, los menús de la semana y a crearle un recetario.

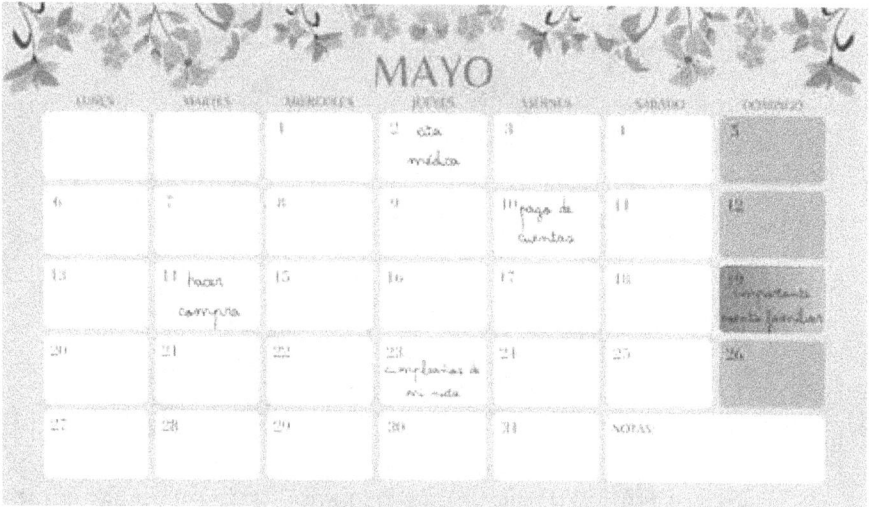

✓ Respete las preferencias del paciente. Es importante si el paciente prefiere bañarse en la tarde, no trate de cambiarle sus preferencias, porque entonces mostrará resistencia al cambio.

✓ Disminuya la resistencia al cuidado tratando al paciente con respeto, amor y dignidad.

✓ Promueva la independencia, dirigiendo mientras realiza las actividades, no le digas *"TÚ NO PUEDES"*.

✓ Informe en vez de preguntar, el paciente se siente abrumado si realiza muchas preguntas largas.

✓ Evite que el paciente se sienta avergonzado, no evidencie sus olvidos o sus errores.

✓ No lo contradiga; mejor busque otra alternativa para poder lograr el resultado deseado.

✓ Establecer rutinas, puede reducir la ansiedad y depresión del paciente si él sabe lo que tiene que hacer.[37]

✓ Crear una rutina principalmente en la comida para que no olvide comer.

✓ Es importante que estas rutinas deban ser flexibles de manera que no se provoque estrés, y debe ser personalizadas siguiendo las preferencias del paciente.

✓ Si el paciente se encuentra con una persona que hace tiempo no ve, tome la iniciativa de mencionar el nombre de la persona primero. Por ejemplo, usted puede decir *"Hola Isabel como estas"*, esto puede ayudar al paciente con Alzheimer a recordar el nombre de la persona.

✓ Sonríe, el paciente con Alzheimer se sentirá querido y amado y disminuirá la frustración.

✓ Tenga paciencia, piense como le gustaría que lo trataran a usted.

✓ Cuando realice actividades con el paciente, trate de moverse a un ritmo más lento para adaptarse a sus necesidades.

✓ Supervisión Financiera: Monitoree la cuentas bancarias y pagos rutinarios para ayudar a manejar sus responsabilidades efectivamente.

✓ Coordina, supervise y de seguimiento a citas médicas y tratamientos farmacológicos; utilice caja de medicamentos.

✓ Cuando el paciente está hablando y al paciente se le olvida una palabra ayúdalo diciendo la palabra sin avergonzarlo.

✓ Obtenga cajas de medicamentos rotuladas por día y por frecuencia.

✓ Disminuya las responsabilidades del paciente si, por ejemplo, van a viajar y el paciente se encargaba de todo, usted revise todos los detalles para evitar que olvide algo importante.

✓ No lo avergüence frente a la gente evidenciando que él se olvida de las cosas.

✓ Supervisa la ejecución de tareas que era responsabilidad del paciente con Alzheimer. Inspección de carros, verifica la correspondencia, renovación de póliza de seguros, etc.

III. ETAPA MODERADA:

La etapa media es la más prolongada, en esta etapa según avanza la enfermedad el paciente con Alzheimer requiere más supervisión para realizar sus actividades diarias y el paciente se hace más dependiente del cuidador.[36] El paciente con Alzheimer no puede vivir solo. Es importante mencionar que la sintomatología en cada paciente es diferente, lo importante es identificar los síntomas que pueden provocar complicaciones.

i. *Síntomas*

✓ El paciente se pone más olvidadizo y repite una y otra vez lo mismo.

✓ El paciente con Alzheimer se le hace más difícil la comunicación porque tiene problemas con el lenguaje.

✓ Paciente no puede manejar.

✓ El paciente empieza a presentar problemas de incontinencia.

✓ Paciente desarrolla más cambios en la personalidad, se torna más irritable.

✓ Paciente deja de realizar sus tareas y pasatiempos favoritos.

✓ Paciente empieza a depender más del cuidador.

✓ Paciente no disfruta de las actividades sociales que antes disfrutaba.

✓ Paciente rehúsa realizar actividades básicas como bañarse.

✓ Paciente olvida sus citas médicas, eventos familiares y cumpleaños, por ejemplo.

✓ Paciente descuida sus tratamientos médicos.

✓ El paciente empieza a perder peso y olvida sus comidas.

✓ El paciente se empieza a deprimir porque se da cuenta que está más olvidadizo y más confundido.

✓ El paciente empieza a presentar cambios físicos como debilidad muscular, que lo hacen más susceptible a caídas.

✓ El paciente empieza a presentar manifestaciones psiquiátricas como: alucinaciones, delirios, agresividad, depresión, agitación, delusiones, por ejemplo.

✓ Paciente empieza a tener problemas con los cubiertos en la mesa y empieza a comer con las manos.

✓ Paciente empieza a tener problemas con la percepción y no puede interpretar las letras en la carretera, por ejemplo, manejar se le hace difícil y se torna peligroso porque no identifica los letreros.

✓ El paciente empieza a tener más problemas con el sueño.

✓ El paciente deja de reconocer a los familiares más cercanos.

✓ Paciente se desorienta en persona, tiempo y espacio más frecuentemente.

✓ Paciente presenta cambios en el comportamiento.

✓ Paciente empieza a realizar actividades repetitivas como caminar de un lado para otro, dar golpes en algún lado repetitivamente, por ejemplo.

✓ Paciente se le hace difícil completar tareas.

✓ Empieza a tener alucinaciones visuales y auditivas, entre otros.

✓ Paciente se empieza a comportar sin educación social.

✓ El paciente presenta comportamientos sexuales inapropiados y puede confundir a su pareja por otra persona.

✓ Paciente deja de hablar, pero evita que se den cuenta de su dificultad cognitiva.

✓ Paciente no puede diferenciar entre el sarcasmo y la realidad.

ii. *Complicaciones*

✓ Paciente es más propenso a caídas.

✓ Paciente es más propenso a perder peso.

✓ Estadías en el hospital más largas porque las condiciones médicas se descontrolan porque el paciente no sigue su tratamiento médico.

✓ Paciente puede utilizar incorrectamente sus medicamentos y provocar sobredosis de medicamentos.

✓ El paciente puede tratar de agredir a el cuidador o a cualquier otra persona, pensando que lo están atacando debido a sus manifestaciones psiquiátricas.

✓ El paciente está más propenso a desarrollar trastornos mentales, como depresión, ansiedad, alucinaciones, etc.

✓ Paciente es más propenso a ulceras por presión por permanecer más tiempo sentado.

✓ Paciente empieza a tener problemas para manejar los cubiertos y come menos.

✓ Paciente se distrae fácilmente y no pone atención.

✓ El paciente se comporta como una sombra detrás de una persona provocando que el cuidador se agote.

✓ El paciente empieza a tratar de escaparse.

✓ El paciente se frustra porque no puede comunicar lo que quiere decir y se torna agresivo, ansioso, etc; como medio de comunicación.

✓ El paciente es más propenso a deshidratarse, tener infecciones de orina y neumonías.

✓ Paciente se pone irritable si asiste a actividades sociales donde hay mucha gente que él no conoce.

✓ Paciente puede hacer expresiones sexuales incorrectas y confundir a otra mujer con su esposa.

✓ Paciente se ahoga más frecuentemente y ser más propenso a neumonías por aspiración.

✓ El paciente puede agredir a su cuidador o algún ser querido.

✓ El paciente puede fugarse de la casa y puede tener un accidente.

✓ El paciente presenta trastornos psiquiátricos que pueden ocasionar la necesidad de internarlo en una institución de enfermedad mental.

✓ Paciente puede tener accidentes de carro si continúa manejando y puede provocar la muerte de un inocente.

✓ Aislamiento social, paciente no quiere salir a compartir como antes porque se avergüenza de sus olvidos.

iii. Recomendaciones

✓Utilizar manteles de un solo color, no con diseños. Porque el paciente no puede distinguir si es un mantel con frutas y lo va a romper para sacar la fruta del mantel. Evite el uso de platos con diseños, por la misma razón.

✓Ofrezca comidas que se pueden agarrar con las manos para evitar que el paciente tenga que usar los cubiertos.

✓La iluminación es importante porque el paciente tiene problemas de ambulación y la iluminación evita caídas.

✓Evite desordenes en los pasillos, puede provocar caídas.

✓Evite exponer al paciente a situaciones dónde socialmente no responde de acuerdo a lo establecido y esto le provoca frustración.

✓Trate al paciente como le gustaría que lo trataran a usted. Tenga empatía.

✓Evite avergonzar al paciente evidenciando los errores y olvidos que el paciente hace.

✓Mantenga las rutinas, son importantes.

✓La organización es importante para que el paciente sea más funcional por más tiempo.

✓Rotule lo más que pueda, esto permite que el paciente se sienta más productivo y disminuye la frustración.

✓No contradiga al paciente.

✓Debido a la alteración en la percepción, visión y los reflejos es importante evitar que el paciente maneje.

✓Mantenga las preferencias del paciente, por ejemplo, si el paciente no le gusta bañarse en la tarde, trate de mantener la rutina y no lo trate de bañar por la mañana.

✓En esta etapa el juicio está severamente afectados y el paciente no debe quedarse solo en la cocina porque puede tocar la estufa caliente porque su juicio está afectado.

✓Mantenga fuera del alcance del paciente las armas de fuego o cualquier otro instrumento que él pueda utilizar para atentar contra usted u otra persona. Esto debido a manifestaciones psiquiátricas como las alucinaciones.

✓Contratar a una persona para el cuido diario para ayudar en la preparación de los alimentos, bañarlos y otras tareas del hogar.

✓Evite la distracción en la hora de la comida, (no televisión, no ruidos).

✓Para evitar los accidentes por incontinencia, rotule el baño.

✓Cree una rutina para ir al baño cada 2-3 horas, no esperar a que el paciente diga que quiere ir al baño.

✓Evite celebrar las festividades con muchas personas, mejor celebre sus actividades con la familia.

✓Consulte con el médico del paciente las complicaciones psiquiátricas.

✓Ofrecer agua cada 2 horas para evitar la deshidratación.

✓Verificar continuamente los patrones de movimiento intestinales.

✓Identificarse con el paciente con Alzheimer cada vez que vayamos a intervenir con él.

✓ Explicarle al paciente con Alzheimer cada vez que realizamos una tarea para que el paciente no se altere y evitemos la agitación.

✓ Sonría.

✓ Sea tolerante.

✓ No realizar las tareas de manera ajorada.

✓ Cuide con amor, respeto y dignidad.

✓ Colocar una identificación en el paciente como un brazalete, chip o cualquier otro instrumento.

✓ Mantener área de los pasillos alumbrados.

✓ Evitar el sarcasmo.

✓ Evitar el infantilismo (hablar como si el paciente fuese un niño).

✓ Mantenga la casa cerrada y guarde la llave en todo momento para evitar fugas.

✓ Pinte la habitación en colores claros.

✓ Mantener el cuarto limpio y organizado

IV. ETAPA SEVERA

En esta etapa el paciente pierde totalmente su independencia no puede realizar casi ninguna de las funciones básicas diarias, no puede vivir solo y su existencia depende del cuidador totalmente.[36] Es una etapa difícil para la familia por la tristeza de que el paciente no lo reconoce a usted y porque requiere mucho trabajo y dedicación del cuidador. En esta etapa el cuidador debe tratar de minimizar las complicaciones del paciente educándose y ofreciendo un cuidado de excelencia. Esta etapa según el deterioro cognitivo progresa termina en la etapa final donde el paciente se acerca al final de sus días. En el próximo capítulo discutiremos más ampliamente de la etapa final.

i. Síntomas

✓ Paciente no reconoce a su cuidador ni otros miembros de la familia.

✓ El paciente con Alzheimer no puede comunicarse, puede decir palabras, frases, pero no oraciones completas y para expresarse utiliza otras maneras de comunicación como, por ejemplo, gritar, maldecir, aruñar, morder, patear, etc.

✓Paciente tiene debilidad muscular y se le dificulta caminar y sentarse; principalmente se encuentra en una silla de ruedas o encamado.

✓El paciente presenta problemas para tragar y empieza a ahogarse.

✓Paciente pierde peso, masa muscular y tonicidad debido a alteraciones en la alimentación.

✓Paciente duerme más tiempo y es más propenso a úlceras de presión.

✓El paciente tiene una dependencia física total del cuidador.

✓ El cuidador tiene que realizar el 100% de las actividades básicas como bañarlo, darle de comer, etc.

✓ El paciente sufre de incontinencia fecal y urinaria.

✓ Como consecuencia del daño cognitivo, los pacientes sufren trastornos psiquiátricos como, alucinaciones, psicosis, delirios, agresión, ansiedad, entre otros.

✓ El paciente es propenso a caídas y sufren principalmente de fracturas de cadera, al tratar de moverlos o transferirlos para cumplir sus necesidades básicas.

✓ El paciente depende del uso de pañales debido a la incontinencia urinaria.

✓ Paciente presenta piel reseca y fragilidad capilar.

✓ Paciente desarrolla hongo u otras dermatitis en las partes del área genital, axilas, cuello, dedos de las manos y pies.

ii. Complicaciones

✓ Paciente es más propenso a infecciones de orina por la incontinencia urinaria y la poca ingesta de líquido.

✓ Paciente es más propenso a desarrollar úlceras de presión porque pasa más tiempo en el sillón, en la cama y por la incontinencia urinaria.

✓ El paciente presenta más dolor por las úlceras y la debilidad muscular.

✓ Paciente empieza a presentar anquilosis y se hace más difícil la tarea del cambio de pañal o de realizar el aseo.

✓ El paciente es más propenso a neumonías por aspiración debido al problema de tragado y de ahogamiento por la debilidad muscular.

✓El paciente no puede comunicarse, puede que no hable y utiliza otras maneras de comunicarse como, patear, aruñar, morder, maldecir, gritar, por ejemplo.

✓Debido a esa pérdida muscular y tonicidad el paciente no puede sostener el cuello.

✓El uso de los pañales desechables ocasiona úlceras e infecciones si no se cambian frecuentemente.

✓Las complicaciones de las condiciones médicas crónicas se agudizan por la dificultad para que el paciente trague sus medicamentos.

✓Las hospitalizaciones son más frecuentes debido a la dificultad del cuidador de identificar signos y síntomas de complicaciones médicas.

✓La piel se le seca y crea hematomas debido a la resequedad de la piel y la fragilidad capilar.

✓El cuidador es más propenso a contagiarse con dermatitis o catarro al no protegerse con guantes o mascarillas.

✓Paciente presenta más pérdida de peso secundario a la enfermedad del Alzheimer. (Astudillo y Col, 2002).

✓El paciente no tolera consistencia regular de la comida y se ahoga.

✓La higiene dental es pobre debido a la dificultad del paciente de visitar a su dentista.

✓Paciente está a riesgo de caerse si deja las barandas de la cama abajo.

iii. Recomendaciones

✓ Evalúe señales de disfagia (el paciente no puede tragar y notifique a su proveedor de salud para tratamiento).

✓ En esta etapa la higiene es importante para evitar úlceras y dermatitis secundarias, por eso los pañales desechables deben revisarse cada 2 horas y hacer cambios de pañal si es necesario.

✓ Al cambiar el pañal debe utilizar cremas y barras protectoras para evitar las úlceras.

✓ El cuidador debe mantenerse alerta para notificar al proveedor de salud si el paciente deja de comer, si tiene fiebre y otras manifestaciones de dolor para buscar ayuda inmediatamente.

✓ El paciente debe utilizar equipo que ayude a su cuidado y manejo como, cama de posición, silla de ruedas, entre otros.

✓ Las barandas de la cama de posición siempre deben estar arriba para evitar caídas.

✓ El cuidador debe coordinar seguimiento médico en el hogar porque el paciente no podrá ir a las citas médicas.

✓ El cuidador es responsable de proveer los medicamentos para el paciente.

✓ La piel reseca se complica con la fragilidad capilar y causa hematomas y otras dermatitis como la purpura senil.

✓ Coloque cremas para la piel, para evitar complicaciones de piel.

✓ Evalúe el estado de la piel constantemente.

✓Evalúe patrones de evacuación y orina para evitar obstrucción intestinal por estreñimiento e infección de orina.

✓Utilizar almohadas entre las piernas y otros materiales protectores para evitar úlceras y el contacto entre prominencias óseas como rodillas, talón, codos, etc.

✓Al bañar al paciente hay que secarlo bien, para evitar hongo en las partes del área genital, áreas de las axilas, cuello, entre los dedos de las manos y pies para evitar complicaciones.

✓Debido a la fragilidad capilar y a la sequedad de la piel evite cremas y jabones con perfumes y alcohol.

✓Al colocar cremas en el cuerpo (si la piel está intacta) dele masajes en la piel de una manera suave, para estimular la circulación y para que el paciente se sienta querido.

✓Utilice mattress de aire para evitar las úlceras en la cama.

✓Coloque cojín de gel en el sillón de ruedas para evitar las úlceras de presión.

✓Pacientes en sillón de ruedas deben ser reposicionado cada 2 horas.

✓Pacientes en cama deben de ser reposicionado cada 2 horas.

✓Provee una alimentación de acuerdo a las indicaciones de su proveedor de salud.

✓Es importante que el cuidador cuide su salud y la de su familiar con Alzheimer al usar guantes cuando esté cambiando los pañales, bañándolo o manejando secreciones.

✓Siempre que va a intervenir con un paciente encamado lave bien sus manos antes de iniciar y al finalizar cualquier tarea.

✓Consulte con su proveedor de salud si debe ofrecer comidas con consistencia de puré; cuando el paciente se ahogue con la comida de consistencia sólida.

✓Al alimentar al paciente verifique la temperatura de la comida.

✓Evaluar con el proveedor de salud si el uso de suplementos nutricionales ayudaría al paciente.

✓Evaluar con el proveedor de salud si el espesante para comida sería beneficioso para el paciente.

✓En este y todas las etapas siempre respete las preferencias de ese paciente con Alzheimer u otras Demencias.

✓Evite dejar al paciente solo mientras está cambiando el pañal o bañándolo, las barandas siempre tienen que estar arriba.

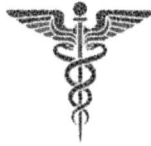

CAPÍTULO III

Etapa Final

I. INTRODUCCIÓN

EL ALZHEIMER ES UNA ENFERMEDAD que no tiene cura. En la etapa severa, según el deterioro cognitivo va empeorando el paciente entra en la etapa final. En esta etapa final el paciente presentará ciertos signos y síntomas que nos indicarán que el final se acerca. El tratamiento va a ir enfocado en disminuir el dolor y crear un ambiente confortable para el paciente.

En este capítulo explicaremos la importancia de planificar el futuro del paciente. Las directrices avanzadas y las decisiones médicas son documentos importantes que debemos dejar arreglados con nuestros abogados para evitar situaciones incomodas.

En esta etapa final el cuidador y el resto de la familia experimenta el sufrimiento de ver como la vida de su familiar se va apagando. Es importante buscar ayuda espiritual, psicológica de todo su equipo médico para ayudarlos a enfrentar esta etapa final de ese ser querido.

II. SIGNOS Y SÍNTOMAS CUANDO SE ACERCA EL FINAL

En los pacientes con Alzheimer u otras Demencias los signos y síntomas cuando se está acercando el final varía de paciente en paciente al igual que la duración.

i. *Signos y síntomas más frecuentes*

- ✓ El paciente no come porque no puede tragar.
- ✓ El paciente está más tiempo dormido.
- ✓ El paciente no responde.
- ✓ Las extremidades se ponen frías y cianóticas.
- ✓ La respiración del paciente se hace más laborioso.
- ✓ El paciente tiene un color de piel grisáceo.
- ✓ El paciente difícilmente verbaliza.
- ✓ El riñón deja de funcionar y el paciente no orina.
- ✓ No camina.
- ✓ Necesita toda la atención 24/7 para sus necesidades básicas.
- ✓ El paciente deja de responder a su entorno.
- ✓ Paciente con múltiples infecciones.
- ✓ Paciente con resistencias a antibióticos.
- ✓ Presenta más dolor.
- ✓ Signos vitales se alteran, pulso, respiración, presión, etc.
- ✓ Se pueden presentar alucinaciones.
- ✓ Paciente puede ponerse inconsciente.
- ✓ Pueden presentar delirios (alteración en el estado mental).
- ✓ Pueden presentar patrones irregulares de respiración "CHEYNE".

III. CUIDADOS AL FINAL DE LA VIDA

En esta etapa el cuidado va dirigido a minimizar el dolor y hacer los últimos días del paciente confortables, es importante entender que el paciente no siente hambre ni sed, porque el cuerpo se está preparando para el final.

i. Recomendaciones para el cuidado

- ✓ Enfocarse en minimizar el dolor.
- ✓ Importante respetar las directrices avanzadas y las decisiones médicas.
- ✓ Mantener el ambiente lo más confortable posible.
- ✓ Entender que el paciente que está próximo a perecer no siente hambre ni dolor.
- ✓ Colocar música suave en el cuarto.
- ✓ Luces tenues en la habitación.
- ✓ Darle masajes de manos y pies.
- ✓ El paciente no puede tragar, es importante no insistir.
- ✓ No se recomienda alimentación artificial debido a las complicaciones como úlceras de presión, neumonías por asfixia, etc.[38]
- ✓ Siempre utilice guantes al cambiar pañales o cuando bañe al paciente.
- ✓ Lo importante es estar presente, hablarle, decirle que todo está bien, que usted y el resto de la familia estarán bien.
- ✓ Es importante si hay algo que perdonar, perdone.
- ✓ Importante observar señales de dolor como muecas en la cara, función del entrecejo, lloroso, quejoso para darle medicamentos para el dolor ordenado por el médico.
- ✓ Notificar a los miembros de la familia de esta etapa para que se despidan, respete si es decisión del familiar no ir a despedirse del paciente para no verlo en esa etapa.
- ✓ Mantener los labios hidratados.
- ✓ Importante la higiene, el cambio de pañal cada 2 horas y la boca limpia.

✓ Verificar que la temperatura del cuarto este adecuada.
✓ Importante respetar las decisiones del paciente.
✓ Importante respetar las preferencias religiosas del paciente y no importa su opinión.
✓ En la habitación solo deben estar los familiares más allegados.

En cierto punto de esta etapa final, los pacientes pueden presentar breves períodos de lucidez. Si bien es importante aprovechar estos momentos, es fundamental comprender que son temporales y no son una señal de que la salud del paciente esté mejorando.[39] En cambio, estos momentos ofrecen una oportunidad para una conexión y comunicación significativas con el paciente, permitiendo a los cuidadores disfrutar de la claridad que el paciente puede exhibir brevemente. Al reconocer y valorar estos momentos, los cuidadores pueden brindar consuelo y apoyo tanto al paciente como a sus seres queridos, fomentando una sensación de paz y dignidad en las etapas finales de su viaje.

IV. DIRECTRICES AVANZADAS

Directrices avanzadas son decisiones médicas anticipadas estipuladas en un documento legal, realizadas por una persona mayor de edad y con capacidad legal. En este documento la persona establece el tratamiento que desee en caso de incapacidad física o mental o si desea o no recibir tratamiento médico.

Este documento debe ser compartido con la familia, tutor y su equipo médico para que en caso de incapacidad se respeten las decisiones médicas anticipadas. La importancia de redactar sus directrices avanzadas es que se respetaran sus deseos médicos en caso de incapacidad, su familia o no tendría la responsabilidad de decidir por usted, y por último se evitaran que se tomen decisiones médicas que no estén de acuerdo a sus deseos. También estipula otros deseos como la donación de órganos, autopsias y cremaciones. El documento de directrices avanzadas evitará la intervención de los tribunales.

i. Opciones de Tratamiento

> Hospicio.
> Alimentación artificial.
> Cuidados paliativos.
> Resucitar o no resucitar.
> Hospitalización.

V. DECISIONES MÉDICAS

Las decisiones médicas son decisiones de tratamiento de un paciente al final de sus días como por ejemplo si desea recibir o rechazar alguna opción de tratamiento médico. En la etapa final de un paciente con Alzheimer u otras Demencias el paciente presenta signos y síntomas que predicen que el final está cerca. En este momento el equipo de salud de su familiar le explicara las diferentes opciones de tratamiento médico para que ustedes evalúen cuáles son sus decisiones médicas. En un mundo ideal el paciente tendría sus directrices avanzadas, pero desafortunadamente no es la realidad.

i. Decisiones Médicas más Frecuentes:

✓ **Hospicio:** Es un tipo de cuidado de salud ordenado por el médico en caso de pacientes en etapa terminal donde no hay cura y la expectativa de vida es menor de 6 meses.[40] El objetivo de tratamiento es minimizar el dolor y ofrecer un cuidado para que el paciente se sienta cómodo en la casa sin tener que ir al hospital.

✓ **Cuidado Paliativo:** : Es un tipo de cuidado de salud donde el paciente tiene un diagnóstico de una enfermedad grave y está recibiendo tratamiento y se puede curar. El objetivo con este cuido es ayudar a mejorar la calidad de vida.[40] El cuidado se puede ofrecer en hospitales, casa y residencias geriátricas.

> **Diferencia entre Hospicio y Cuidado Paliativo:** En hospicio el paciente no tiene cura y la expectativa de vida es menor de 6 meses. En cuidado paliativo el paciente puede curarse y recuperarse por completo. [40]

✓ **Alimentación Artificial:** Cuando el paciente con Alzheimer u otras Demencias está en etapa final, el paciente no come, no puede tragar por la debilidad muscular y en el momento el médico le preguntará si desea alimentación artificial o no. La alimentación artificial consiste en una opción de tratamiento en el caso que el paciente no traga ni mastica, se le administra la alimentación artificialmente por un tubo nasogástrico por la nariz (NG), por un tubo de alimentación (PEG) colocado en el estómago o por alimentación parenteral (NPT) a través de una vena.[41]

> **Opinión Médica:** Desde un punto de vista médico la alimentación artificial no está recomendada, los estudios reportan que disminuye la supervivencia de los pacientes, causan úlceras de presión, aumentan el riesgo de neumonías[38] por aspiración y si el paciente tiene un comportamiento de agitación el médico ordenará una orden de restricción de extremidades y limitará sus movimientos.

✓ **Reanimación Cardiopulmonar (RCP):** Pacientes que están en etapa terminal y por cualquier razón llegan al hospital, una vez admitido el paciente se le preguntará si desean resucitar o no resucitar en caso de ser necesario. La resucitación o reanimación cardiopulmonar "RCP" es una técnica para reanimar un paciente cuando los latidos del corazón o la respiración se han detenido. En el caso que el paciente posea directrices avanzadas la decisión será conforme a la misma, de lo contrario los familiares o el tutor legal deciden.

✓ **Hospitalización:** Pacientes en etapa terminal con infecciones recurrentes puede que el equipo médico le explique de que el paciente ya no está respondiendo a antibióticos porque ha creado resistencia a los antibióticos. En este caso los familiares o el tutor legal pueden decidir si desea hospitalización o la rechaza.

Educarnos sobre la etapa final de la enfermedad nos ayudará a tomar decisiones que sean beneficiosas para nuestro familiar con Alzheimer u otras Demencias. Rodearnos de un equipo de salud que sea empático y estar informado de cada etapa de la enfermedad es lo más recomendado para nuestro ser querido.

VI. LA ACEPTACIÓN Y EL DUELO

i. Aceptación

Aceptar que la muerte es un proceso natural e inevitable es importante para el cuidador y los familiares de ese ser querido. Aceptar la muerte no significa minimizar el sufrimiento de la pérdida de nuestro familiar, porque ese sufrimiento es normal pero el estar educado disminuye la ansiedad y el miedo ante lo desconocido y nos ayuda a tomar decisiones beneficiosas para ese ser querido.

En el paciente con Alzheimer al final de sus días lo más importante es que él esté libre de dolor y lo más cómodo posible con la presencia de la gente que lo ama y recibiendo siempre esa palabra de amor y ese abrazo. Aceptar que la muerte es inevitable nos permite despedirnos, dejarlos ir y en ocasiones se le concede permiso para morir diciéndole que estamos bien, y que estamos agradecidos por el amor que nos brindó.

ii. Duelo

El duelo es ese proceso emocional que enfrentamos los seres humanos ante la pérdida de ese ser querido. Cada persona lo vive y responde de manera diferente. El duelo se expresa de diferentes maneras, principalmente física y emocionalmente y tiene diferentes etapas. Lo importante es buscar ayuda de su consejero espiritual, de su familia y de su equipo de salud para poder afrontar el duelo y evitar que se convierta en un trastorno mental. Por eso lo importante es educarse y buscar ayuda.

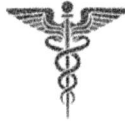

CAPÍTULO IV

Ser un Cuidador

I. INTRODUCCIÓN

SER UN CUIDADOR no es muchas veces una decisión electiva, existen ocasiones donde las circunstancias nos obligan a asumir la responsabilidad de ser un cuidador. La falta de información y el desconocimiento de lo que es el Alzheimer provocan ansiedad, confusión y desorientación.

Las últimas estadísticas del Departamento de Salud de los EE. UU reportan que el 83% de los cuidadores de los pacientes con Alzheimer son miembros de la propia familia o cualquier otra persona relacionada al paciente; la mayoría de estos cuidadores carecen de entrenamiento para cuidar a un paciente con Alzheimer y esto complica el cuidado del paciente.

Es importante para disminuir la frustración y desorientación educarnos para evitar así el desgaste físico y mental que sufren los cuidadores. En las próximas páginas revisaremos algunos conceptos de los que es ser un buen cuidador y más importantes herramientas para evitar el síndrome del cuidador agotado física y mentalmente. Para de esta manera poder ofrecerle a su paciente con Alzheimer el mejor cuidado posible.

II. ¿ERES UN CUIDADOR?

Te encargas de hacer la compra, limpiar el hogar, realizar los pagos de la casa, ayudar a coordinar el cuidado médico y ayudar a esa persona con Alzheimer en sus actividades diarias como bañarlo, darle de comer, vestirlo y otras tareas, entonces eres un cuidador.

Ser el responsable de ese ser querido diagnosticado con Alzheimer u otras Demencias y que necesita ayuda en sus actividades diarias y muchas veces supervisión las 24 horas al día según va progresando la enfermedad no es tarea fácil. Educarnos sobre la enfermedad nos ayudara a ofrecerle al paciente con Alzheimer un buen cuidado y a reconocer esas señales de agotamiento cuando cómo cuidador estamos cansados.

Es también aceptable que inicialmente decidas ser el cuidador de ese paciente con Alzheimer y según progresa la enfermedad y el deterioro cognitivo empeora decidir no seguir cuidando ese paciente, o decidir buscar otras personas para que te ayuden con el cuidado. Es completamente aceptable decir *"NO PUEDO"* porque lo más importante es el bienestar del paciente con Alzheimer y tu salud mental y física como cuidador.

Decir *"NO PUEDO"* no disminuye nuestra dedicación o amor por el paciente, pero subraya nuestro compromiso con sus mejores intereses. Decidir buscar opciones de atención alternativas o considerar la colocación en un centro de atención médica es un desafío. Aun así, en última instancia, puede que sea la forma más compasiva de elección tanto para el paciente como para el cuidador. Al priorizar nuestro bienestar, nos aseguramos de que podamos continuar brindando la mejor atención posible. para nuestros seres queridos, incluso si eso significa buscar ayuda de otros o transición a un acuerdo de cuidado diferente.

III. DECISIÓN DE SER UN CUIDADOR

La decisión de ser un cuidador muchas veces no es electiva, las circunstancias de cuidar un familiar muchas veces padre, madre, esposo(a) o amigo, pueden ser forzadas por obligación o una exigencia que establece la sociedad que pueda que se haga por amor, gratitud o deber a esa persona con Alzheimer u otras Demencias. Sea cual sea el motivo que las circunstancias te llevo a asumir la decisión de ser un cuidador es importante que seamos honestos y si decidimos aceptar la responsabilidad debemos asumir esa tarea de cuidador y debemos educarnos y prepararnos para ofrecer el mejor cuidado posible a ese paciente con Alzheimer u otras Demencias.

Inicialmente el cuidador tiene el deseo, el amor y la disponibilidad de cuidar ese paciente con Alzheimer u otras Demencias, pero según avance la enfermedad y el deterioro cognitivo empeora, puede que el paciente dependa más del cuidador y esto provoca el síndrome del cuidador agotado que repercuta negativamente en su salud física y mental. Por esto es importante reconocer las señales de agotamiento que discutiremos en las próximas páginas para decir NO PUEDO y considerar otras alternativas de cuidado por el bien del cuidador y del paciente con Alzheimer u otras Demencias.

A medida que navegamos por las complejidades del cuidado, es esencial comprender que no se trata solo de una decisión única, sino de un viaje continuo lleno de desafíos y recompensas. Al armarnos de conocimientos, practicar la autoconciencia y buscar apoyo cuando sea necesario, podemos esforzarnos por brindar una atención compasiva y eficaz a quienes se nos han confiado.

IV. CARACTERÍSTICAS DE UN BUEN CUIDADOR

Al embarcarse en el viaje del cuidado, es esencial comprender que ha elegido un papel de inmensa importancia y responsabilidad. Al cumplir con los deberes de un cuidador, es crucial reconocer la dualidad inherente de su existencia: no sólo es un cuidador sino también un ser humano con sus propias necesidades y deseos.

Mientras te dedicas al cuidado de los demás, es fácil perder de vista tu bienestar. Sin embargo, mantener su salud física y emocional es primordial. Recuerde, al cuidarse a sí mismo, estará mejor equipado para brindar atención excepcional a quienes están bajo su cuidado, en particular a los pacientes con Alzheimer u otras formas de demencia.

Ser un cuidador dedicado también significa estar en sintonía con sus propias necesidades. Reconozca los signos de fatiga y agotamiento y abórdelos con prontitud. Dar prioridad a su cuidado personal garantiza que pueda brindar constantemente la atención de alta calidad que sus pacientes merecen.

En el exigente papel de cuidador, usted debe cuidarse a sí mismo tanto como lo hace con los demás. Ya sea que busque momentos de respiro, participe en actividades que le brinden alegría o busque apoyo de amigos y familiares, recuerde que su bienestar impacta directamente en la calidad de la atención que brinda.

Al reconocer su humanidad y priorizar el cuidado personal, salvaguarda su salud y mejora su capacidad para apoyar y cuidar a las personas con demencia con compasión. Abrace este viaje con un compromiso con sus pacientes y con usted mismo, sabiendo que se convertirá en un cuidador aún más eficaz si se cuida a sí mismo.

✓ Paciencia, flexibilidad y creatividad.

✓ Sentido del humor.

✓ Actitud positiva.

✓ Ser respetuoso.

✓ Hablar con un tono suave.

✓ Evite el sarcasmo.

✓ Formule preguntas cortas.

✓ Haga contacto visual.

✓ Identifíquese las veces que sea necesario cuando tenga interacciones con un paciente con Alzheimer y otras Demencias.

✓ Realizar las tareas lentamente.

✓ Deseos de aprender y educarse.

✓ Organización.

✓ Mantener las rutinas.

✓ Cuidar con dignidad, respeto y amor.

✓ Proveer una dieta balanceada.

✓ Realizar ejercicios físicos.

✓ Practique el autocuidado.

✓ Respetar las preferencias y decisiones del paciente.

✓ Continuar con el cuidado médico del paciente y de él mismo.

✓ Decir 'NO PUEDO', 'NECESITO AYUDA', cuando se sienta agotado.

✓ Evite la infantilización llame a esa persona por su nombre (no le diga bebé, nene, etc).

✓ Promueva la independencia del paciente (lo más que pueda) no esfuerce a el paciente con Alzheimer a hacer tareas que no puede realizar.

V. RESPONSABILIDADES DE UN BUEN CUIDADOR

Ser cuidadores responsables significa ofrecer calidad y excelente atención al paciente. El cuidador debe cumplir con sus obligaciones y las necesidades del paciente. En consecuencia, tienen la tarea de garantizar el bienestar físico y mental del paciente.

En la prestación de cuidados, el cuidador es el principal facilitador del proceso de atención del paciente. Deben ejecutar sus funciones con diligencia y compasión, asegurándose de que cada aspecto del plan de atención del paciente se lleve a cabo meticulosamente. Esto implica atender las necesidades inmediatas del paciente e identificar y abordar de manera proactiva cualquier desafío o inquietud potencial que pueda surgir.

Además, la responsabilidad del cuidador se extiende más allá del ámbito físico para abarcar las dimensiones emocional y psicológica del cuidado. Los cuidadores brindan consuelo, apoyo, tranquilidad y compañía al paciente en momentos de angustia o incertidumbre. Al fomentar un entorno enriquecedor y compasivo, los cuidadores desempeñan un papel fundamental en la promoción del bienestar de quienes están bajo su cuidado.

✓ Proveer un hogar seguro.
✓ Evaluar continuamente signos y síntomas del paciente con Alzheimer u otras Demencias, el dolor, estrés, deshidratación, además del deterioro cognitivo y notificarlo al médico para asunto del tratamiento según las necesidades.
✓ Coordinar el cuidado médico del paciente con Alzheimer u otras Demencias.
✓ Respetar las decisiones médicas de ese paciente con Alzheimer u otras Demencias.
✓ Educarte sobre la enfermedad.
✓ Cuidarse física y emocionalmente.
✓ Solicitar ayuda cuando no puedas.

✓ Ofrecerle a ese ser querido un ambiente con actividades para estimular áreas cognitivas.

✓ Promover el ejercicio.

✓ Ofrecer una dieta balanceada.

✓ Descansar.

✓ Continuar disfrutando de su vida social y de sus pasatiempos.

✓ Cuidar de su salud y continuar con su tratamiento médico.

✓ Adquirir equipos, como, por ejemplo: calendarios, relojes digitales con fácil lectura, juegos para estimular la memoria, teléfonos con teclado grande de fácil manejo, andador, cama de posición, etc.

✓ Coordinar con personal entrenado para proveerle al paciente con Alzheimer u otras Demencias terapias cognitivas, multisensoriales, psicomotriz, etc, para disminuir el deterioro cognitivo.

VI. SEÑALES DE AGOTAMIENTO DE UN CUIDADOR

Ser el cuidador principal de un ser querido que necesita atención las 24 horas del día es un trabajo que supone una responsabilidad increíblemente gratificante pero exigente. El compromiso incansable y el sacrificio de los cuidadores a menudo conducen a lo que comúnmente se denomina *"Agotamiento del Cuidador".* Este fenómeno se caracteriza por un agotamiento abrumador, tanto físico como emocional, resultante de las incesantes demandas de brindar cuidados sin el apoyo o el respiro adecuados.

Reconocer los signos de agotamiento del cuidador es crucial para el bienestar tanto del cuidador como de quien recibe el cuidado. Los síntomas pueden manifestarse de diversas formas, como fatiga persistente, sentimientos de aislamiento o soledad, irritabilidad, cambios en el apetito o los patrones de sueño y desatención de las necesidades de salud.

Los cuidadores deben priorizar su propio bienestar y buscar ayuda cuando sea necesario. Esto podría implicar ponerse en contacto con familiares o grupos de apoyo, consultar a profesionales de la salud para obtener orientación o explorar opciones de cuidados de relevo para permitir el descanso y el rejuvenecimiento que tanto necesitan. Al reconocer los signos de agotamiento de los cuidadores y tomar medidas proactivas para abordarlos, los cuidadores pueden asegurarse de continuar brindando la mejor atención posible y al mismo tiempo salvaguardar su salud y bienestar.

i. *Señales de Agotamiento de un Cuidador*

- ✓ Llorar con frecuencia.
- ✓ Tener poca energía.
- ✓ Problemas para dormir o no desear levantarse de la cama.
- ✓ No comer o comer demasiado.
- ✓ Aislarte de familiares y amigos.
- ✓ Presentan síntomas de depresión.
- ✓ Sentir emociones fuertes como:
    - ➢ Frustración o Irritabilidad
    - ➢ Episodios de llantos, Sentir coraje, Tristeza, etc.
    - ➢ Ansiedad
    - ➢ Desórdenes alimenticios
    - ➢ Falta de energía
    - ➢ Aislamiento de amigos y familiares

VII. DEPRESIÓN: COMPLICACIÓN MÁS FRE-CUENTE DE UN CUIDADOR

La Depresión es un trastorno psiquiátrico donde el paciente sufre tristeza, irritabilidad, sentimientos de culpa, problemas de insomnio, falta de energía, dificultad para concentrarse, cansancio, cambios en el aspecto, dolores de cabeza, problemas digestivos entre otros, pero el signo más preocupante es la idea del suicidio. Según la Organización Mundial de la Salud aproximadamente el 4% de la población sufre de depresión y es la primera causa de incapacidad en EE. UU.[42] El problema principal es que un porciento muy alto de pacientes con depresión no busca ayuda.

El cuidador de un paciente con Alzheimer según las últimas estadísticas puede sufrir de depresión: el cuidador sufre del síndrome del cuidador agotado, que se caracteriza por que el cuidador tiene ansiedad, depresión, irritabilidad y apatía entre algunos;[43] según progresa la enfermedad el paciente depende más del cuidador y esta dependencia provoca más estrés en el cuidador y se va complicando hasta sufrir depresión.

La idea de este libro es que usted identifique los signos y síntomas de la depresión para que usted busque ayuda Médica, y así poder ofrecerle un buen cuidado a ese paciente con Alzheimer y otras Demencias.

VIII. RECOMENDACIONES PARA UN CUIDADOR AGOTADO

Cuidar un paciente es difícil, pero cuidar un paciente con Alzheimer u otras Demencias es más complicado. La tarea es más demandante. Debido al deterioro cognitivo, la pérdida de memoria, la falta de juicio, el pobre o ausente razonamiento entre otras cosas hacen que el paciente dependa del cuidador. En este paciente es IMPORTANTE cuidar con conocimiento de la enfermedad.

Para cuidar un paciente con Alzheimer u otras Demencias la actitud que decidimos tener será clave para el éxito como cuidador. Es importante entender que el paciente presenta una condición médica llamada Anosognosia; el paciente no entiende ni puede analizar su realidad de su enfermedad y de su estado mental; rehúsa tratamiento, no tiene conciencia. Es importante entender que el paciente no hace eso por mortificarlo a usted, está enfermo y su cerebro no está funcionando bien, provocando un deterioro cognitivo y todos estos cambios de comportamiento. El paciente con Alzheimer u otras Demencias se deteriora progresivamente y no está orientado en tiempo, lugar y persona; Esto significa que él vive en su propio mundo.

En conclusión, son muchos cambios de comportamiento que presenta el paciente con Alzheimer u otras Demencias y esto causa que el paciente dependa del cuidador 24/7 y esto causa el síndrome del cuidador agotado. La mayor parte de los cuidadores de pacientes con Alzheimer termina con problemas de salud mental como la depresión. El objetivo de esta Guía es prevenir la depresión mediante la orientación y ofrecer herramientas para identificar las etapas tempranas y buscar ayuda para evitar el síndrome del cuidador agotado.

i. Recomendaciones para el Cuidador Agotado

✓ Pedir ayuda a los otros miembros de la familia para que usted pueda tomar tiempo para usted.

✓ Solicitar los servicios de una persona externa de la familia para ayudar en el cuidado y así usted pueda tener tiempo libre para sus pasatiempos, cuidados personal y cuidado médico.

✓ Usar técnicas de relajación como: meditación, yoga y ejercicios para relajarse usted y el paciente.

✓ Busque ayuda con los grupos de apoyo del área dónde usted vive.

✓ Relocalizar al paciente en un hogar de cuidado prolongado.

✓ Llevar al paciente a centros de cuidado diurnos de 8am a 5pm.

✓ Buscar ayuda de profesionales de la salud, neurólogos, médico primario y psiquiatra, por ejemplo.

✓ Estimular áreas cognitivas, físicas, motoras y ocupacionales para mejorar la calidad de vida del paciente y disminuir el síndrome del cuidador agotado.

IX. LA DECISIÓN

"Decisión", la elección entre varias opciones existentes. En nuestra experiencia personal la decisión de ubicar a nuestro padre en una institución de cuidado prolongado nos causaba tristeza y frustración. La falta de centros especializados en pacientes con problemas de memoria hacía la decisión más difícil. Pero reflexionamos y entendimos que estábamos en un error.

Inicialmente nuestra madre se convirtió en su cuidadora, no por elección, las circunstancias del diagnóstico de nuestro padre de Alzheimer la dirigieron a cuidarlo por años. Desgraciadamente el deterioro cognitivo empeoraba y cuidarlo se hacía cada vez más difícil, como hijos intentamos diferentes alternativas para ayudar en el cuidado; pero la distancia y nuestros compromisos nos impedía poder ofrecerle un buen apoyo. Agotamos recursos con la contratación de personal, pero las complicaciones y las alteraciones en el comportamiento hacían la tarea imposible para las cuidadoras y como resultado renunciaban. Nuestra madre se estaba agotando física y mentalmente; presentaba los síntomas del cuidador agotado y nosotros como sus hijos teníamos que responder inmediatamente. Analizamos las opciones disponibles para el bienestar de ambos, y decidimos ubicar a nuestro padre en un centro de cuido de larga duración.

La decisión de ubicar a nuestro padre en una residencia geriátrica es y será sin duda una de las decisiones más difíciles y tristes de nuestras vidas. Entendemos que la ubicación en centros de cuidos de larga duración de pacientes con Alzheimer u otras Demencias es una decisión responsable. Nosotros como hijos hoy nos sentimos felices de haber tomado esa decisión y haber evitado el deterioro físico y mental de nuestra madre, causado por el síndrome del cuidador agotado. Es nuestra responsabilidad como cuidador o como familiar de un paciente con Alzheimer u otras Demencias reconocer cuando nos sentimos agotados, y evaluar diferentes opciones de cuido y tomar la mejor decisión para beneficio tanto del paciente como para el cuidador.

X. LIBÉRATE DE LA CULPA

"Culpa" es un sentimiento que tiene un efecto negativo en nuestras vidas y que nos hace sentirnos mal. Tradicional, cultural y religiosamente se nos ha educado que debemos cuidar a nuestros padres envejecientes o incapacitados hasta el final de sus días en su casa o en la nuestra y si no lo hacemos entonces estamos mal. Al decidir no hacerlo nos enfrentamos a la culpa.

Existe muchas razones por las cuales cuidar a un paciente con Alzheimer u otras Demencias es complicado; por ejemplo, el deterioro cognitivo, el síndrome del cuidador agotado, las exigencias de una supervisión 24 horas al día y las alteraciones físicas y de comportamiento que presentan estos pacientes producto de la enfermedad, por mencionar algunas. Estas exigencias de cuido de estos pacientes impactan negativamente la vida del cuidador, por ejemplo, el paciente se puede tornar peligroso para él y para los demás y puede atentar contra su vida o contra la vida de los demás miembros de la casa. Responsablemente decidir reubicar a estos pacientes en un centro de cuido de larga duración es una decisión asertiva porque evitaremos con esta decisión el daño al cuidador que podría ser irreparable.

En nuestra experiencia personal, la idea de llevar a nuestro papá a un centro de cuidado prolongado era de pensarlo una idea triste y abrumadora, nos causaba mucho sentimiento de culpa y remordimiento, pensamos ¿cómo llevaríamos a nuestro padre (Al mejor papá del mundo) a un centro fuera de nuestras vidas? El dolor y la frustración de sólo pensarlo no nos dejaba decidir, pero el amor y el deseo de bienestar para nuestros padres nos motivó a decidir que nuestro padre se beneficiaria de ir a un centro de cuido de larga duración con personal adiestrado en pacientes con Alzheimer.

La decisión de ubicar un paciente con Alzheimer u otras Demencias en un centro de cuido prolongado no debe de ser motivo de culpa. Lo importante al decidir reubicar a un paciente con Alzheimer es supervisar, fiscalizar y garantizar que este recibiendo el mejor cuidado posible. Nosotros como hijos al ver la estabilidad de nuestro padre al recibir atención en un centro adiestrado y ver el bienestar de nuestra madre física y emocionalmente nos liberó de la culpa. Entendimos que no debíamos sentir culpa cuando estábamos haciendo lo mejor para los dos.

XI. LAS 10 REGLAS PARA SER UN BUEN CUIDADOR

Las siguiente son recomendaciones para ser un buen cuidador y así poder ofrecerle a ese ser querido un cuidado de excelencia:

1. *__Priorice la Actividad Física__: La rutina de ejercicio promueve tanto la salud física como la función cognitiva.*

2. *__Adopte Hábitos Alimentarios Nutritivos__: Una dieta equilibrada rica en nutrientes esenciales aporta al bienestar general y puede mejorar la salud del cerebro.*

3. *__Evite Hábitos Nocivos__: Evite fumar en exceso, el consumo de alcohol, maneje su estrés y ayude a mantener un ambiente de apoyo para ambos, cuidador y paciente.*

4. *__Reconocer su Salud Mental__: Manténgase atento a los signos de depresión en usted y su ser querido, buscando apoyo cuando sea necesario para abordar el bienestar emocional.*

5. *__Reconocer las Limitaciones__: Está bien admitir cuando te sientes abrumado. Decir "NO PUEDO" y buscar ayuda cuando se experimenta agotamiento es crucial para un cuidado sostenible.*

6. *__Priorizar el Descanso__: Garantizar una cantidad adecuada de descanso Es esencial para mantener la salud física y mental. en medio de las exigencias del cuidado.*

7. *__Fomentar las Conexiones Sociales__: Cultivar una red social vibrante vida y participar en actividades agradables fomenta una sensación de plenitud y ayuda a prevenir el aislamiento.*

8. ***<u>Mantener el Orden y la Disciplina</u>****: Ser disciplinado y organizado en las tareas de cuidado ayuda a reducir el estrés y garantiza una gestión eficaz de las responsabilidades.*

9. ***<u>Atienda las Necesidades de Salud</u>****: Sea proactivo al completar evaluaciones médicas y exámenes preventivos, cumpliendo a los regímenes de medicación y priorizar su y la salud de su ser querido.*

10. ***<u>Edúquese Continuamente</u>****: Comprométase a seguir aprender sobre la enfermedad de Alzheimer y el cuidado estrategias, empoderándote con el conocimiento para proporcionar la mejor atención posible.*

XII. ESTADÍSTICAS DE UN CUIDADOR <u>(AÑO 2023)</u>

1. *Un % muy alto de los cuidadores renuncian a su trabajo para poder cuidar a un paciente con Alzheimer.*

2. *La depresión es la complicación más frecuente entre los cuidadores.*[44]

3. *Se estima que más de 11 millones de personas proporcionan cuidado no remunerado a paciente con Alzheimer u otras Demencias.* [17]

4. *Aproximadamente un 30% de los cuidadores de un paciente con Alzheimer son mayores de 65 años.*[17]

5. *Aproximadamente 2/3 de los cuidadores son mujeres.* [17]

6. *66% de los cuidadores viven con la persona con demencia.* [28]

7. *Cuidadores de pacientes con Alzheimer y otras Demencias tienen un mayor riesgo de sufrir depresión.*[44]

8. *25% de los cuidadores pertenecen a la generación del sándwich. (Cuidan de los hijos y de los padres a la misma vez).* [17]

9. *9. 70% de los gastos de las personas con Alzheimer lo pagan los cuidadores.*[17]

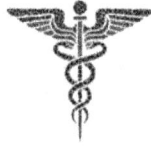

CAPÍTULO V

Actividades diarias: Recomendaciones para un mejor cuidado

I. INTRODUCCIÓN

LAS ACTIVIDADES DIARIAS se alteran según progresa la enfermedad del Alzheimer. Inicialmente la intervención del cuidador es mínima en las etapas iniciales, pero al final de la enfermedad el cuidado de ese paciente depende un 100% del cuidador.

La enfermedad del Alzheimer se presenta en diferentes etapas y el cuidado del paciente debe ajustarse a la etapa de la enfermedad en la que se encuentre el paciente. Los objetivos del cuidador se deben ajustar a cada etapa; en la etapa leve la meta es supervisar el cuidado del paciente, la intervención es mínima. En la etapa moderada la meta del cuidador es dirigir, supervisar y fomentar la independencia del paciente, y en la etapa severa y final el cuidador realiza las actividades diarias casi en su totalidad.

Educarnos nos proveerá las herramientas para ajustar el cuidado dependiendo de la etapa. Seamos empáticos, debemos entender que el paciente se siente frustrado, triste y deprimido al tener que depender de otras personas. Cuidemos con amor, respeto y dignidad. En las próximas páginas ofreceremos recomendaciones para realizar esas actividades diarias.

II. ACTIVIDADES BÁSICAS DIARIAS

i. *Vestimenta*

✓ **Etapa Leve:** En esta etapa el paciente requiere poca ayuda. Las siguientes recomendaciones en esta etapa leve aplica también para envejecientes de la misma edad sin la enfermedad del Alzheimer. Recomendaciones:

> ➢ Utilizar zapatos con suela anti resbalante.
> ➢ Utilizar zapatos del tamaño correcto.
> ➢ Utilizar zapatos con velcro nunca con cordones para amarrar.
> ➢ No utilizar pantalones ni faldas muy largas que arrastren y se pueda caer.
> ➢ No utilice ropa muy estrecha que limite sus movimientos.
> ➢ Utilizar sus espejuelos siempre.
> ➢ Verificar el material de las telas.
> ➢ No utilizar pantalones con cremalleras.

✓ **Etapa Moderada:** En esta etapa moderada el paciente requiere ayuda para vestirse, es importante explicarles los pasos para realizar esta actividad para fomentar que el paciente la realice por sí solo. Recomendaciones:

> ➢ Utilizar zapatos con suela anti resbalante.
> ➢ Utilizar zapatos del tamaño correcto.
> ➢ Utilizar zapatos con velcro nunca con cordones para amarrar.
> ➢ No utilizar pantalones ni faldas muy largas que arrastren y se pueda caer.
> ➢ No utilice ropa muy estrecha que limite sus movimientos.
> ➢ Verificar el material de las telas.
> ➢ No utilizar pantalones con cremalleras.
> ➢ Utilizar pantalones con elástico.
> ➢ Si el paciente prefiere una ropa en específico compre varias igual o similares a la que él quiere.

✓ **Etapa Severa:** En esta etapa severa el paciente mayormente se encuentra en silla de ruedas o encamado y necesita asistencia total para vestirse. Recomendaciones:

> ➢ Siempre identificarse con el paciente.
> ➢ Sonreír.
> ➢ Realiza la tarea con calma.
> ➢ Explícale la tarea al paciente.
> ➢ Utilizar zapatos con suela anti resbalante.
> ➢ Utilizar zapatos del tamaño correcto.
> ➢ Utilizar zapatos con velcro nunca con cordones para amarrar.
> ➢ Utilizar pijamas de algodón.
> ➢ No utilizar pantalones ni faldas muy largas que arrastren y se pueda caer.
> ➢ No utilice ropa muy estrecha que limite sus movimientos.
> ➢ Verificar el material de las telas.
> ➢ No utilizar pantalones con cremalleras.
> ➢ Utilizar pantalones con elástico.

ii. *Cuidado Bucal:* El aseo bucal es importante para evitar complicaciones como caries, gingivitis, pérdida de dientes y por consecuencia pérdida de peso.

✓ **Etapa Leve:** En esta etapa leve el paciente no requiere asistencia del cuidador; se beneficiaría de recordatorios verbales y escritos. Recomendaciones:

> ➢ Importante recordarle que se lave la boca diariamente.
> ➢ Acordarle que tiene que remover la dentadura postiza y lavarla en la noche.
> ➢ Siempre vigile por infecciones en la boca.
> ➢ Visite al dentista cada 6 meses.
> ➢ Evaluar el uso de cepillos eléctricos.
> ➢ Recordatorios frecuentes del uso del hilo dental regularmente.

✓ **Etapa Moderada:** En esta etapa moderada el paciente requiere asistencia del cuidador. Recomendaciones:

> Ayuda al paciente con el proceso de lavado de la boca.
> Diariamente dirige al paciente, ejemplo: ve con él al baño, busque su cepillo, entrégaselo en la mano, le añade la pasta dental y lo dirige para que él lo haga por sí mismo, pero el cuidador debe vigilarlo.[8]
> Enjuague la boca del paciente con agua después de cada comida.
> Use pasta dental y cepillo de niño o cepillo de cerdas suaves para el lavado bucal.
> Recuerde remover la dentadura y guardarla en la noche.
> Mientras el estado cognitivo del paciente lo permita, visita al dentista cada 6 meses.

✓ **Etapa Severa:** En esta etapa severa muchas veces el cuidado oral del paciente depende 100% del cuidador. Recomendaciones:

> Una vez que el paciente esté encamado y no responde, el cuidador es responsable de realizar el lavado de la boca con agua y enjuagador bucal, (dientes y lengua).
> Coloque si se puede, el paciente en posición semi sentado.
> Siempre enjuague con agua.
> Use pasta dental y cepillo de niño o cepillo de cerdas suaves para el lavado bucal.
> Coloque el cepillo dental suavemente en la boca del paciente, posicionándolo a un ángulo de 45 grados.[8]
> Remueva la dentadura postiza si no es necesaria.
> Utilice enjuagadores bucales libres de alcohol o irritantes que lesionen la mucosa.
> Pacientes inconscientes o con ventiladores utilizar aplicadores de algodón mojados con enjuague bucal para limpiarle la boca, siempre enjuagar otro aplicador con agua limpia.
> Mantener al paciente hidratado.
> Siempre observar la mucosa oral por lesiones, infecciones, etc; y notificar al equipo de salud.
> Pacientes inconscientes mantener los labios húmedos con algodones impregnados de vaselina.

iii. Baño

✓ **Etapa Leve:** En esta etapa leve el paciente requiere solo recordatorios verbales y escritos.

✓ **Etapa Moderada:** En esta etapa moderada el paciente necesita ser dirigido paso a paso para realizar la tarea del baño. Recomendaciones:

> Siempre preséntese al interactuar con un paciente.
> Se prepara el material antes de iniciar el aseo; toalla, shampoo, jabón, agua, etc.
> Importante lavarnos las manos.
> Utilizar guantes.
> Cuidar la privacidad del paciente.
> Nunca deje al paciente solo en el baño.
> Utilice una ducha de mano.
> Para reducir el riesgo de caída, utilice sillas de duchas.[45]
> Comienza a mojarlo por los pies para verificar que no esté muy fría el agua.
> NUNCA iniciar el mojado por la cabeza, le provocará miedo al paciente y se pondrá ansioso si está fría.
> Primero aseo en cara.
> Continuar con los brazos; axilas, tórax, abdomen y área genital.
> Enjuagar y secar.
> Aplicar vaselina en área perineal.
> Aplica desodorante, loción y crema humectante en el cuerpo.
> Cambiar ropa de cama.
> Cortar uñas.

✓ **Etapa Severa:** En esta etapa severa el paciente se encuentra mayormente encamado. La tarea de bañar al paciente depende del cuidador. Recomendaciones:

- ➢ Siempre preséntese al interactuar con un paciente.
- ➢ Rutinariamente lave sus manos y utilice guantes.
- ➢ Al bañar un paciente encamado inicie por el lavado de cabeza.
- ➢ Baño del paciente en cama, lavado del cuerpo (hacia abajo).
- ➢ Realizar el lavado de boca con una gasa, hacemos una torunda con el segundo dedo de la mano.
- ➢ Mojamos con agua y enjuagador bucal o pasta de diente y lo pasamos por la boca, labios y lengua. (se repite mínimo 2 veces).
- ➢ Podemos utilizar cepillo de diente de niño y pasta dental de niños o cepillo de cerdas suaves.
- ➢ Luego lavamos ojos y orejas con toalla húmeda con jabón, enjuagamos y secamos.
- ➢ Continuamos con el lavado de los brazos, de las manos hacia las axilas, tórax y abdomen (de lo más limpio a lo más sucio). Lave y enjuague. Continue, empezando por las piernas a los pies de ambos lados. Enjuague y seque.
- ➢ Cambiar el agua si es necesario.
- ➢ Lavar la espalda y glúteos, lavar y secar suavemente. Lavar el área perineal de al frente hacia atrás. Limpiar el área con toallas desechables, aplicar vaselina al área perineal.
- ➢ Cuando tenga de lado al paciente aprovecha y cambia la ropa de cama, colocando "pad", sabana y pañal a la misma vez, evitando roce de piel con sabana y mattre.
- ➢ Aplica desodorante, loción y crema humectante en el cuerpo.
- ➢ Proteger la privacidad del paciente.
- ➢ Cortar las uñas.

*iv. **Aseo de Barba y Bigote:*** El paciente debe utilizar el rasurador según su deterioro cognitivo lo permita. El cuidador debe hacerse cargo de la tarea siempre que considere que no es seguro para el paciente hacerlo.

✓ **Etapa Leve:** Recomendaciones

> ➤ Recordar el aseo de la barba y bigote (recordación verbal y escrita).
> ➤ Al realizar la planificación de la compra añada los materiales que el utiliza para su rasurado de bigote y barba.

✓ **Etapa Moderada:** Recomendaciones

> ➤ Identifíquese de ser necesario.
> ➤ Explique el proceso del aseo de la barba y bigote.
> ➤ Recordatorios verbal y escrito del aseo de la barba y bigote.
> ➤ Trate que el paciente lo haga por sí solo.
> ➤ Muchas veces usted dirija y coloque la crema de afeitar en su cara provea el rasurador y dirija los movimientos para tratar que el paciente lo haga si no lo hace, usted como cuidador lo tiene que realizar.
> ➤ Tenga los materiales a la mano.
> ➤ Importante evaluar cuando remover el rasurador por seguridad.

✓ **Etapa Severa:** Recomendaciones

> ➤ Identifíquese.
> ➤ Explique el proceso del aseo de la barba y bigote.
> ➤ Realice usted el rasurado si el paciente no sigue comandos o si el paciente está encamado.
> ➤ Tenga los materiales a la mano antes de iniciar.

v. Cuidado del Cabello

✓ **Etapa Leve:** En esta etapa leve el paciente es independiente y puede cuidar su cabello a su gusto.

✓ **Etapa Moderada:** En esta etapa moderada el paciente requiere ayuda para el cuidado del cabello. Si es posible el cabello corto es más fácil de manejar. Recomendaciones:

> ➢ Siempre identificarse al interactuar con el paciente, explíquele el procedimiento que se va a realizar para que el paciente esté involucrado.
> ➢ Supervisar el lavado del cabello y proveer los materiales.
> ➢ Considere un estilo de cabello más corto, el cabello corto es más fácil de manejar y reduce el riesgo de enredos o nudos.

✓ **Etapa Severa:** En esta etapa severa el cuidado depende del cuidador y mantener el cabello corto será más fácil para manejarlo. Recomendaciones:

> ➢ Realizar el lavado del cabello rutinariamente, utilizar productos suaves y adecuados para el tipo de cabello del paciente.
> ➢ Considere un estilo de cabello más corto.
> ➢ Durante el lavado del cabello provee supervisión y asistencia en todo momento. Asegúrese que el paciente se sienta cómodo durante la tarea.

vi. Alimentación:

El daño cognitivo que sufre el paciente también causa inicialmente pérdida del apetito y pérdida de peso, y según el deterioro empeora el paciente tiene dificultad para tragar y masticar, hasta que llega a una etapa final que deja de comer. Existen varias razones porque inicialmente pierde el apetito y consecuentemente pierde peso: medicamentos, alteraciones conductuales, alteraciones hormonales, cambios cognitivos y otros. Tan pronto evidenciamos que hay pérdida del apetito debemos consultar con su equipo de salud para identificar las causas y tratar de minimizar el problema.

✓ **Etapa Leve:** En esta etapa los cambios en la alimentación son mínimos. Recomendaciones:

> ➤ Lo más importante es hacer recordatorios verbales y escritos para que el paciente no omita sus comidas y pierda peso.
> ➤ Realizar semanalmente planificación de los menús de comida.
> ➤ Importante las rutinas de los alimentos para evitar olvidos.

✓ **Etapa Moderada:** En esta etapa la alimentación se ve afectada por el deterioro cognitivo; el cuidador es responsable de la preparación y la administración de los alimentos Recomendaciones:

> ➤ Añadir sabor dulce a las comidas (fresas, uvas o endulzantes saludables).
> ➤ Paciente que usa espejuelos verificar que los esté usando mientras come.
> ➤ Visitar al dentista y confirmar que su salud oral es buena.
> ➤ Ofrecer meriendas saludables cada 2-3 horas.
> ➤ Importante apagar el televisor o la radio durante la administración de la comida.
> ➤ Utilizar el comedor para comer.
> ➤ Eliminar el cuchillo de la mesa.
> ➤ Buena iluminación en el área del corredor.
> ➤ Añade suplementos y vitaminas para estimular el apetito.[46]
> ➤ Ofrecer comidas que se pueda comer con los dedos.
> ➤ Ofrecer porciones pequeñas
> ➤ Enjuagar su boca al final de la comida.
> ➤ Crea rutinas para comer siempre a la misma hora.
> ➤ Ofrecer sus comidas favoritas.
> ➤ Triturar la comida.
> ➤ No coloque muchas opciones de comida en el plato porque el paciente se confunde.
> ➤ Remueva de la mesa del comedor la sal y la pimienta.
> ➤ No usar cubiertos desechables porque los mastica y los traga.
> ➤ Antes de comer no haga actividades físicas.
> ➤ No ofrecer café.
> ➤ No ofrecer postre antes de la comida.

✓ **Etapa Severa:** En la etapa severa del Alzheimer el paciente es dependiente del cuidador. El paciente pierde el apetito, presenta problemas de tragado y como consecuencia pérdida de peso. Recomendaciones:

➤ Ofrezca líquidos al paciente frecuentemente.
➤ Verifica la temperatura de los alimentos.
➤ Hable con su médico si su familiar se beneficiaria de espesantes de comida.
➤ Limite los alimentos con alto contenido de sodio.
➤ No insista en que el paciente coma, si no lo desea, (el paciente en esta etapa final no se deshidrata ni tendrá hambre, el cuerpo se ajusta).
➤ Ofrezca alimentos que el paciente prefiere.
➤ Hable con el médico si cambiarle la comida de solida a puré sería beneficioso para el paciente.
➤ Evite las salidas a comer a restaurantes.
➤ Ofrezca comida en porciones pequeñas.
➤ Use cucharas.
➤ Causas de alteración en la alimentación:

    ○ *Medicamentos.*
    ○ *Alteraciones cognitivas: pérdida de la memoria.*
    ○ *Condiciones clínicas.*
    ○ *Depresión.*
    ○ *Mal higiene dental.*
    ○ *Alteraciones sensoriales.*
    ○ *Problemas de visión.*
    ○ *Ambiente con mucho ruido.*
    ○ *Pérdida del sabor.*
    ○ *Ofrecer comidas que al paciente antes de la enfermedad no le gustaban.*
    ○ *No sabe usar utensilios en el comedor.*
    ○ *Siente dolor al comer.*
    ○ *Dificultad para tragar y masticar.*

➢ Identifique problemas al comer del paciente y notifique a su equipo de salud:

○ *No saben usar los utensilios.*

○ *Confunde el alimento en los platos con diseños.*

○ *No utilice el pan blanco porque lo confunde con una servilleta, use mejor el pan integral.*

○ *No puede agarrar la comida con las manos.*

○ *Aguanta la comida en la boca.*

○ *Escupe la comida.*

○ *No puede tragar.*

○ *Se ahoga fácilmente.*

III. SEGURIDAD EN EL HOGAR

Garantizar un espacio seguro y protegido se convierte en un pilar fundamental de un cuidador. En este capítulo, profundizamos en estrategias y precauciones esenciales diseñado para salvaguardar al cuidador, al paciente y al ambiente del hogar, para fomentar así un ambiente de seguridad y tranquilidad en medio las complejidades de la atención de la demencia.

i. **Etapa Leve:** Recomendaciones

✓ Áreas dentro de la casa deben estar iluminadas.
✓ Evaluar las escaleras y hacer cambios estructurales de ser necesario. (Realizar Rampa).
✓ Colocar pasamanos en pasillos y ducha.
✓ Mantener los pasillos limpios y libres de objetos que el paciente pueda tropezarse.
✓ Habitación de noche debe tener una luz pequeña.
✓ Tener listado de teléfonos disponibles para emergencias.
✓ Colocar en la bañera barras de seguridad.
✓ Colocar en la cocina un extintor.
✓ No fumar cerca de tanques de oxígeno.
✓ Utilice alfombras antideslizantes.
✓ Mantenga los medicamentos rotulados en un lugar seguro.
✓ Rotular todos los productos de limpieza.
✓ Empiece a evaluar el remover todas las armas de fuego y considere entregar las licencias.

ii. **Etapa Moderada:** Durante esta etapa, el paciente ya no puede vivir solo por razones de seguridad y para evitar posibles complicaciones. Recomendaciones:

✓ Colocar barandas en el baño (ducha e inodoro).
✓ Colocar alfombras antideslizantes en el baño.
✓ Áreas de la casa iluminadas todo el tiempo.

✓Evaluar áreas y desniveles de la casa y realizar cambios estructurales de ser necesario.

✓Evaluar si es imprescindible realizar rampas, por si es necesario el uso de sillas de ruedas en un futuro.

✓Verificar los enchufes eléctricos.

✓Evitar enseres eléctricos en el baño.

✓Habitación y baño del paciente debe tener luz tenue toda la noche.

✓El paciente requiere asistencia con el baño, con la preparación de los alimentos y para poder conducir. El cuidador debe ayudar al paciente con sus citas y completar cualquier responsabilidad que él tenga fuera de la casa.

✓Mantenga los medicamentos alejados del paciente.

✓Rotular todos los productos de limpieza.

✓El paciente no debe tener disponibles armas de fuego.

✓No fumar cerca de tanques de oxígeno.

✓Mantenga las puertas cerradas para evitar fugas.

iii. Etapa Severa: Para garantizar la seguridad del paciente, no deben vivir solos y requieren asistencia completa de su cuidador. Recomendaciones:

✓ Colocar barandas en el baño (ducha e inodoro).

✓ Colocar alfombras antideslizantes en el baño.

✓ Áreas de la casa iluminadas todo el tiempo.

✓ Evaluar áreas y desniveles de la casa y realizar cambios estructurales de ser necesario.

✓ Evaluar si es imprescindible realizar rampas, por si es necesario el uso de sillas de ruedas.

✓ Verificar los enchufes eléctricos.

✓ Evitar enseres eléctricos en el baño.

✓ Habitación y baño del paciente debe tener luz tenue toda la noche.

✓ En esta etapa el paciente no debe vivir solo por su seguridad y para evitar complicaciones.

✓ A la hora del baño el paciente nunca debe estar solo.

✓ Paciente encamado con camas semi eléctricas las barandas deben estar arriba en todo momento.

✓ Nunca dejar el paciente solo en la cocina.

✓ No fumar cerca de tanques de oxígeno.

✓ No permitir el acceso a los medicamentos.

✓ Evitar que el paciente este cerca de armas de fuego.

✓ Evaluar remover todas las armas de fuego y entregue a las autoridades correspondientes.

✓ Descarte los medicamentos de cuerdo a las instrucciones específicas para cada medicamento.

✓ Rotule todos los materiales de uso para cuidado de úlceras y otros medicamentos.

IV. DOLOR

El dolor es una sensación en el cual la persona siente alteraciones incomodas en su cuerpo. En el paciente con Alzheimer es difícil manejar el dolor porque él no puede comunicar el tipo de dolor ni la intensidad del dolor, como consecuencia el paciente sufre de dolor y lo manifiesta con alteraciones en el comportamiento.

Es nuestra responsabilidad como cuidador identificar esas señales de dolor y notificar a su equipo de salud para recibir tratamiento para el dolor. Educarnos nos proveerá las herramientas para tratar de identificar el dolor que es lo primero para poder manejar el dolor.

i. **Etapa Leve:** En esta etapa leve el paciente es independiente y puede verbalizar que tiene dolor y explicar el tipo de dolor. Recomendaciones:

   ✓ Evaluar señales de dolor.
   ✓ Observe si hay cambios de comportamiento que puedan indicar malestar.
   ✓ Animar al paciente a comunicar cualquier malestar o dolor que pueda estar experimentando, aunque parezca menor.

ii. **Etapa Moderada:** En esta etapa moderada el paciente depende del cuidador, puede verbalizar que tiene dolor o puede manifestarlo con alteraciones en el comportamiento. Recomendaciones:

   ✓ Evalué señales de dolor.
   ✓ Considere el uso de ayudas visuales o escalas de dolor para ayudar al paciente a comunicar su nivel de dolor de manera más efectiva.
   ✓ Ofrezca medidas de confort como masajes suaves, cambios de posición o regulación de temperatura para aliviar cualquier malestar.

iii. Etapa Severa: En esta etapa severa el paciente necesita de un cuidador para realizar las actividades diarias necesarias. Recomendaciones:

✓ Evalúe señales de dolor:

➢ Pérdida de apetito.

➢ Expresión de dolor en la cara.

➢ Empuja.

➢ Problemas de sueño.

➢ Enojado, llora, constantemente llama al cuidador, gimiendo, gruñe y frunce el entrecejo.

➢ Tristeza, irritación, agitación y coraje.

➢ Repetidamente se toca una parte de su cuerpo.

➢ Paciente con ojos suplicantes.

iv. Consejos para ayudar a disminuir el dolor

✓ Cambie de posición al paciente cada 2 horas, si está encamado o en silla de ruedas.

✓ Mueva al paciente poco a poco y con movimientos lentos y suaves (principalmente en las articulaciones).

✓ No haga las cosas de manera rápida, puede lastimarlo y causarle dolor.

✓ Observe si el paciente tiene úlceras, hematomas o laceraciones que le estén causando dolor y notificarlo a su equipo de salud.

✓ Transfiera al paciente con cuidado y pida ayuda de ser necesario.

✓ Importante notificar a su equipo de salud si hay evidencia de dolor al moverlo, para que se le pueda proveer medicamento para el dolor.

V. CAÍDAS

Las caídas son frecuentes en los envejecientes, pero aún más frecuente en los pacientes con Alzheimer u otras Demencias. Desafortunadamente esas caídas son peligrosas y pueden causar la muerte, la razón por este aumento en las caídas en los envejecientes se debe a la debilidad muscular, al uso de medicamentos psiquiátricos, el desbalance y la polifarmacia por mencionar algunas.[48]

En el caso de los pacientes con Alzheimer hay más predisposición debido al deterioro cognitivo, las alteraciones en el comportamiento y el uso de medicamentos psicotrópicos.

i. Prevención de Caídas

✓ **Etapa Leve:** El riesgo de caída de los pacientes con Alzheimer es el mismo de un paciente envejeciente de la misma edad. Recomendaciones

> Buena iluminación en el hogar.
> Utilizar barandas de seguridad.
> Hacer ejercicio diariamente mínimo 25 minutos.
> Mantener el hogar organizado.
> Evite el desorden en los pasillos.
> Rotular.
> Evitar muebles innecesarios.
> Mantener una luz encendida de noche.
> Si tiene incontinencia deje un inodoro portátil cerca de la cama.

✓ **Etapa Moderada:** Recomendaciones

> Iluminación adecuada.
> Colocar barandas de seguridad.
> Hacer ejercicio.
> Utilizar terapias no farmacológicas para calmar al paciente.
> Evitar la deambulación.

➢ Luces de noche en el cuarto del baño.

➢ Baños portátiles para hacer sus necesidades básicas.

➢ Si tiene cama hospitalaria, las barandas siempre deben de estar arriba.

➢ Verifique los zapatos regularmente.

➢ Verifique la ropa que no sea muy larga.

➢ Mantenga cordones eléctricos en el área fuera del camino del paciente.

✓ **Etapa Severa:** Recomendaciones

➢ El riesgo de caída es muy bajo

➢ Iluminación adecuada

➢ Barandas de la cama hospitalaria siempre arriba

➢ Si está interviniendo con el paciente no lo descuide en ningún momento

➢ La prevención en todo momento es lo más importante.

VI. SEXUALIDAD

El paciente con Alzheimer u otras Demencias según avanza la enfermedad y el deterioro cognitivo progresa sufre de alteraciones en la sexualidad y las manifiesta de diferentes maneras. Este tema es muy delicado, pero es importante que usted como cuidador tenga conocimiento para que pueda reaccionar correctamente.

i. Alteraciones Sexuales

✓ **Etapa Leve:** : La alteración en la sexualidad más común es la apatía causada principalmente por la depresión y la ansiedad frente al diagnóstico.[49] Recomendaciones:

➢ Consulte a su equipo médico.

✓ **Etapa Moderada:** El paciente puede manifestar apatía, hipersexualidad, comportamiento inapropiado y desinhibición. Recomendaciones:

➢ Consulte a su equipo médico.
➢ Evita realizar actividades fuera de la casa y si las realiza es necesario supervisar cada minuto que el paciente esté fuera de la casa.
➢ Comunicar a los miembros de la familia las alteraciones sexuales que está sufriendo su familiar con Alzheimer y dar conocimiento a su equipo de salud para que realice ajustes a sus medicamentos para que estos cambios en la sexualidad no ocasionen situaciones incomodas.

✓ **Etapa Severa:** El paciente no presenta muchas alteraciones sexuales. El paciente en esta etapa está encamado y tiene poca respuesta a su medio ambiente. Recomendaciones:

➢ Consulte a su equipo médico.

ii. Tipos de Manifestaciones Sexuales

✓ **Apatía sexual:** Ausencia de interés sexual.

✓ **Hipersexualidad:** Interés exagerado en el sexo con manifestaciones inapropiadas y con personas inapropiadas como su hijo(a), hermano(a), entre otros.

✓ **Conducta desinhibida:** El paciente puede expresar deseos sexuales en público.

✓ **Actitudes inapropiadas:** Producidas por la pérdida de la memoria, o por complicaciones como el deterioro y el paciente puede tener pensamientos que no son reales, como por ejemplo que su esposa tiene un amante, o que su hija o hijo es el amante y diferentes escenarios que debemos tener conocimiento para afrontarlo.

Si estos comportamientos son frecuentes, consulte a su equipo de atención médica para conocer las recomendaciones que pueda tener. La comunicación abierta con los familiares y los proveedores de atención médica es crucial para abordar y gestionar estos temas delicados de manera efectiva. Al mantenerse informados y buscar intervenciones adecuadas, los cuidadores pueden garantizar el bienestar y la dignidad de sus seres queridos durante la progresión de la enfermedad de Alzheimer.

VII. INCONTINENCIA INTESTINAL Y URINARIA

En el ámbito del cuidado de personas con demencia, pocos desafíos son tan frecuentes e impactantes como la incontinencia urinaria y fecal. La pérdida involuntaria del control de la vejiga o los intestinos puede alterar significativamente la vida de las personas que viven con demencia, así como la de quienes brindan atención. Desde las primeras etapas de la enfermedad, donde la incontinencia puede imitar los cambios relacionados con la edad, hasta las etapas posteriores, donde la dependencia total de los cuidadores se vuelve común, manejar estos problemas de manera efectiva es crucial para mantener la dignidad y la calidad de vida. Esta guía explorará las causas, la progresión y las estrategias de manejo de la incontinencia urinaria y fecal, ofreciendo conocimientos prácticos y apoyo a los cuidadores que navegan por las complejidades de la atención de la demencia.

i. ***Incontinencia Urinaria:*** La pérdida involuntaria de orina donde los pacientes pueden tener fugas o perder el control de su esfínter urinario. Hay diferentes causas de incontinencia urinaria: debilidad de los músculos pélvicos, medicamentos, cambios en la próstata, deshidratación y problemas neurológicos.[50] El 60% - 70% de los pacientes diagnosticados con Alzheimer moderado o grave son incontinentes.[51]

✓ **Etapa Leve:** En esta etapa leve la incontinencia se presenta igual que en un paciente de la misma edad sin la enfermedad del Alzheimer. Recomendaciones:

➢ Visita al urólogo anualmente.
➢ Realizarse laboratorios para evaluación de orina para infección mínimo cada 6 meses.
➢ Hidratarse.

✓ **Etapa Moderada:** En esta etapa moderada el paciente es más dependiente del cuidador, la incontinencia es más frecuente y la necesidad de usar pañales desechables es muy alta. Recomendaciones:

➢ Visita al urólogo anualmente.
➢ Realizarse laboratorios para evaluación de orina para infección mínimo cada 6 meses.
➢ Hidratarse.
➢ Colocar fotos de los baños para que el paciente pueda identificarlos.
➢ Realizar una rutina de llevarlo al baño cada 2 o 3 horas.
➢ Limita el consumo de líquido antes de acostarse.
➢ Lleva al paciente al baño antes de acostarse.

✓ **Etapa Severa:** El paciente en esta etapa severa dependerá del pañal desechable. Recomendaciones:

➢ Realizar cambio de pañal cada 2 horas.
➢ Vigilar por signos de infección de orina.
➢ Mantener el paciente hidratado.
➢ Bañar al paciente regularmente y después de las evacuaciones.
➢ Mantener el área genital limpia todo el tiempo.
➢ Evite productos para la higiene que contengan fragancias y alcohol.
➢ Evite bebidas con cafeínas o alcohol.

ii. *Incontinencia Intestinal:* Incontinencia fecal, también conocida como incontinencia intestinal. incontinencia, se refiere a la pérdida involuntaria del control intestinal, lo que lleva al paso de la materia fecal. Puede ser angustioso para ambas personas. con demencia y sus cuidadores. Como la incontinencia urinaria, La incontinencia fecal puede tener varias causas, incluida la muscular. debilidad, medicamentos, factores dietéticos y cambios neurológicos.

✓ **Etapa Leve:** En las primeras etapas de la demencia, la incontinencia fecal puede presentarse de manera similar a personas sin problemas cognitivos deterioro de la misma edad. Sin embargo, los cuidadores deben estar atento a cualquier signo de problemas de control intestinal. Las estrategias de gestión pueden incluir:

➢ Visitas periódicas a un proveedor de atención médica para abordar cualquier causa o preocupación subyacente.
➢ Fomentar una dieta equilibrada y una hidratación adecuada.
➢ Establecer un uso regular del baño.

✓ **Etapa Moderada:** A medida que la demencia progresa a etapa moderada, la incontinencia fecal puede volverse más frecuente y requiere mayor asistencia del cuidador.

➢ Visitas periódicas a un proveedor de salud para monitoreo y manejo de problemas relacionados con asuntos del intestino.
➢ Implementar un horario para ir al baño, incluido el uso frecuente recordatorios para ir al baño.
➢ Proporcionar fácil acceso al baño y mantener un ambiente de baño consistente.
➢ Mantener al paciente hidratado.
➢ Observe cualquier posible efecto secundario del medicamento incluidos los de laxantes y antibióticos.
➢ Evite cualquier intolerancia dietética.
➢ Observe por heces blandas y/o estreñimiento.

✓ **Etapa Severa:** Durante esta etapa final de la demencia, los pacientes pueden volverse completamente dependiente de los cuidadores para ir al baño y para las necesidades de higiene.

➢ Observe cualquier posible efecto secundario del medicamento incluidos los de laxantes y antibióticos.
➢Cambiar los pañales sucios lo antes posible para mantener la integridad de la piel y prevenir molestias.
➢Vigilar signos de complicaciones relacionadas con el intestino, como estreñimiento o impactación.
➢Proporcionar un cuidado perineal suave y completo después de defecar para prevenir la irritación o infección de la piel.
➢Evite el uso de productos perfumados o a base de alcohol, que puedan irritar la piel sensitiva.

VIII. ÚLCERAS DE PRESIÓN[52]

Las úlceras por presión, comúnmente conocidas como escaras, son lesiones causadas por una presión prolongada y una disminución de la circulación en un área de la piel. La obstrucción prolongada del suministro de sangre durante más de 2 a 3 horas inicia un proceso de deterioro de la piel que culmina en la formación de una lesión dolorosa. Si no se atienden, estas lesiones tienen el potencial de romperse, aumentando la susceptibilidad a la infección dentro de la región afectada.

Existen varios tipos de úlceras, incluidas las diabéticas, las venosas, las derivadas de traumatismos y las úlceras por presión. Entre los pacientes diagnosticados con la enfermedad de Alzheimer, las úlceras por presión predominan como la forma de ulceración más frecuente. Estas úlceras se clasifican según su gravedad:

✓ **Grado I:** Piel intacta con enrojecimiento observable. El área puede sentirse caliente al tacto.

✓ **Grado II:** Piel abierta, con vesículas visibles, llagas o ampollas. Puede experimentar un dolor significativo..

✓ **Grado III:** Pérdida de tejido, a menudo con grasa subcutánea expuesta.

✓ **Grado IV:** Pérdida extensa de tejido, donde se puede observar grasa, músculo, tendones e incluso hueso

En el caso de pacientes con Alzheimer u otras demencias en estadios avanzados de deterioro cognitivo, el paciente no puede caminar y pasa más tiempo sentado en silla de ruedas o postrado en cama. Esto provoca, en consecuencia, úlceras por presión. Estas úlceras por presión se forman porque el paciente, al no poder moverse, permanece en la misma posición durante más de 2 horas, presionando la piel contra la silla de ruedas o la cama, lo que bloquea el suministro de sangre a la zona. Posteriormente, la piel comienza a desarrollar úlceras.

i. ***Etapa Leve:*** En esta etapa leve el paciente es independiente y no tiene problemas de movilidad y el riesgo de úlcera es poco. Recomendaciones:

✓ Inspeccionar la piel constantemente.
✓ Informar a su equipo de salud cualquier alteración.

ii. ***Etapa Moderada:*** En esta etapa el paciente presenta más riesgo de desarrollar úlceras de presión porque pasa más tiempo sentado, en silla de ruedas o encamado. Además de que presenta incontinencia y depende del uso de pañales desechables. Recomendaciones:.

✓ Mantenga el área limpia y seca.
✓ Verificar pañales desechables cada 2 horas.
✓ Paciente en silla de ruedas cambio de posición cada 2 horas.
✓ Coloque cremas antiadherentes como la vaselina para evitar las úlceras.
✓ Utilice ropa de cama preferiblemente de algodón.
✓ Inspeccione regularmente la integridad de la piel, y notifique a su equipo de salud de cambios en la integridad de la piel.
✓ Colocar almohadas o protectores para minimizar el riesgo de desarrollar las úlceras.
✓ Evite productos para la higiene que contengan fragancias y alcohol.

iii. ***Etapa Severa:*** En esta etapa el riesgo de úlcera es mayor porque el paciente está encamado y sufre de incontinencia urinaria. Recomendaciones:

✓ Prevención es lo más importante.
✓ Mantenga el área limpia y seca.
✓ Verificar pañales desechables cada 2 horas.
✓ Paciente en silla de ruedas cambio de posición cada 2 horas.
✓ Coloque cremas antiadherentes como la vaselina para evitar las úlceras.
✓ Utilice ropa de cama preferiblemente de algodón.
✓ Inspeccione regularmente la integridad de la piel y notifique a su equipo de salud de cambios en la integridad de la piel.
✓ Colocar almohadas o protectores para minimizar el riesgo de desarrollar las úlceras.
✓ Evite productos para la higiene que contengan fragancias y alcohol.

IX. DEAMBULACIÓN

El paciente con Alzheimer u otras Demencias, según el deterioro cognitivo avanza se confunde y se desorienta en tiempo, lugar y espacio, y una de las complicaciones de esta desorientación es la deambulación.

En la deambulación el paciente camina sin dirección y sin rumbo buscando la salida o buscando algo que no podemos identificar. Esta manifestación es muy común en los pacientes con Alzheimer y debemos como cuidadores entender que puede ser una manera del paciente querer comunicarnos algo. En ese momento es cuando utilizamos todos los conocimientos que hemos aprendido al educarnos y buscar que necesidad tiene el paciente con Alzheimer, si existe alguna y cómo podemos satisfacer esa necesidad, muchas veces no logramos averiguar cuál es la razón, pero podemos intervenir con otras técnicas de terapias no farmacológicas para calmar al paciente.

i. **Etapa Leve:** El deterioro cognitivo y la confusión es leve, la deambulación no es frecuente que ocurra. Recomendaciones:

✓Supervisar las salidas y entradas del paciente por su seguridad.

ii. **Etapa Moderada:** El deterioro cognitivo avanza y el paciente está más confundido, en esta etapa el riesgo de fuga es más alto. Recomendaciones:

✓ Implementar acciones de seguridad.
✓ La casa debe estar cerrada con llave todo el tiempo y usted como cuidador debe tener las llaves consigo.
✓ El paciente nunca puede estar solo.
✓ El paciente debe tener colocado una pulsera con identificación que incluya nombre y dirección en caso de que se pierda.

iii. **Etapa Severa:** Muy poco riesgo de deambulación, el paciente mayormente está en silla de ruedas o encamado. Para evitar resultados adversos es muy importante la prevención. Recomendaciones:

✓ El paciente no debe estar solo.

iv. En Caso de Fuga

✓ Busque el paciente en la casa y en los alrededores.
✓ Notifique a la policía.
✓ Notificar a los familiares y vecinos para que lo ayuden a buscarlo.
✓ Siempre tener disponible una foto reciente del paciente para propósitos de identificación.
✓ Iniciar la búsqueda del paciente eso incluye, sitios que frecuentaba, carreteras, montes, cuerpos de agua, etc.
✓ Llamar a los hospitales más cercanos.

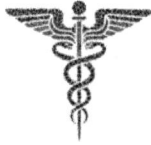

CAPÍTULO VI

Comunicación con el paciente con Alzheimer y otras Demencias

I. INTRODUCCIÓN

CUANDO NACEMOS, el llanto es la manera que nos comunicamos, hasta que vamos desarrollando la habilidad de hablar y el lenguaje se convierte en la manera principal de comunicarnos en circunstancias normales. En el paciente con Alzheimer la comunicación y el lenguaje están afectados debido al daño del cerebro y a la interrupción de la comunicación efectiva. La interrupción en la comunicación hace del cuidado del paciente con Alzheimer u otras Demencias una tarea difícil. Educarnos es nuestro deber y responsabilidad para poder cuidar un paciente con Alzheimer u otras Demencias.

En mi práctica es doloroso escuchar cuando el familiar me dice que lo corrige para atraerlo a la realidad, ya que esta acción provoca aceleramiento en el deterioro cognitivo del paciente.

"Usted va a su mundo, no lo traiga a la realidad."

El comunicarnos correctamente nos ayuda a establecer patrones de comunicación más efectiva y disminuir el estrés, la frustración, el enojo y la agresividad. El resultado de una comunicación efectiva será un paciente con Alzheimer más contento y un cuidador menos agotado física y mentalmente.

II. QUÉ ES COMUNICACIÓN

La comunicación, la esencia de la interacción humana, es el intercambio de información entre individuos. La comunicación eficaz necesita tanto un emisor como un receptor, que se manifiestan a través de varios canales, como el lenguaje verbal, señales no verbales, ayudas visuales y expresión escrita. Estas diversas formas facilitan la comprensión y la conexión entre las personas.[53]

En circunstancias normales, la comunicación se basa en intrincados procesos neurológicos que implican la transmisión e interpretación de información a través de neuronas, receptores y sinapsis. Las interrupciones de estos procesos pueden provocar ineficiencias en la comunicación. En condiciones como la enfermedad de Alzheimer y otras formas de demencia, tales interrupciones afectan significativamente la comunicación, presentando desafíos tanto para los pacientes como para los cuidadores. A medida que la enfermedad avanza, las personas pueden tener dificultades para expresarse o comprender a los demás, lo que genera frustración y aislamiento.

Comprender las complejidades del Alzheimer y la demencia es imperativo para que los cuidadores desarrollen estrategias de comunicación efectivas. La educación sobre la enfermedad proporciona a los cuidadores información sobre las necesidades únicas de los pacientes, permitiéndoles adaptar los métodos de comunicación en consecuencia. Más allá de la interacción verbal, las señales no verbales como los gestos, las expresiones faciales y el lenguaje corporal desempeñan un papel crucial en la comunicación con los pacientes de Alzheimer. Las ayudas visuales y la comunicación escrita también mejoran la comprensión, particularmente a medida que las habilidades verbales disminuyen en las últimas etapas de la enfermedad. Al emplear paciencia, empatía y creatividad, los cuidadores pueden afrontar estos desafíos y mejorar la calidad de vida de los pacientes y de ellos mismos.

III. CÓMO SE AFECTA LA COMUNICACIÓN Y EL PACIENTE CON ALZHEIMER

La enfermedad de Alzheimer afecta al cerebro de varias maneras, incluida la muerte neuronal, la alteración de las funciones de los neurotransmisores y, en última instancia, la interrupción de las sinapsis. Esta cascada de acontecimientos conduce a una eventual ruptura de la comunicación dentro del cerebro, lo que afecta profundamente a las personas a las que se les diagnostica la enfermedad. Además de los cambios físicos que ocurren en el cerebro, la enfermedad de Alzheimer también afecta la capacidad del cerebro para procesar información sensorial de manera efectiva. Los pacientes pueden experimentar dificultades para interpretar señales auditivas, visuales y táctiles, lo que complica aún más la comunicación. Debido a estos cambios neurológicos, las personas con Alzheimer a menudo presentan alteraciones significativas en la memoria, el lenguaje y las capacidades de comprensión, lo que hace que las formas tradicionales de comunicación sean ineficaces.

En última instancia, afrontar estos desafíos de comunicación requiere que los cuidadores sean proactivos, flexibles y comprensivos. Al reconocer el impacto de la enfermedad en las capacidades de comunicación e implementar estrategias apropiadas, los cuidadores pueden mejorar la calidad de vida de las personas con Alzheimer y fomentar conexiones significativas a pesar de los desafíos que puedan enfrentar. En los siguientes capítulos, profundizaremos en técnicas y estrategias específicas para comunicarnos eficazmente con estos pacientes, brindando orientación práctica a los cuidadores para abordar este aspecto de la atención con confianza y compasión.

IV. ENTENDIENDO LOS CAMBIOS DE COMPOR-TAMIENTO Y ESTRATEGIAS DE COMUNICACIÓN EFECTIVAS PARA EL CUIDADO DEL ALZHEIMER

Es importante entender que para poder cuidar un paciente con Alzheimer tenemos que educarnos y entender que estas alteraciones en el comportamiento son una forma de comunicación. Debemos interpretar e identificar que quiere comunicar el paciente con Alzheimer; estas alteraciones en el comportamiento del paciente con Alzheimer no son deseos de molestar al cuidador o de mortificarlo, son deseos de comunicarse, pero no lo puede hacer de la manera usual porque el lenguaje está afectado y consecuentemente la comunicación.

Entender y educarnos sobre estas formas de comunicación es importante para cuidar a un paciente con Alzheimer, identificar cual es el mensaje que el paciente con Alzheimer quiere enviar para nosotros poder procesarlo y enviar una respuesta adecuada a lo que está tratando de decirnos y cubrir esa necesidad que él nos está comunicando. Para que podamos comunicarnos efectivamente con un paciente con Alzheimer debemos Escuchar, Observar, Analizar e Investigar.

Para que esto se pueda dar es importante conocer a nuestro paciente con Alzheimer, en que trabajaba, cuál era su rutina diaria, sus condiciones médicas, quien es su familia, cuáles son sus gustos, sus preferencias culinarias, su Religión, y su ambiente cotidiano, entre otros. Frecuentemente con las alteraciones en el comportamiento el paciente con Alzheimer podría estar comunicándonos alguna necesidad básica y no puede verbalizar, ni escribir cuál es su necesidad. Es importante verificar estas necesidades básicas constantemente y satisfacerlas, de lo contrario el paciente se alterará.

i. *Necesidades Básicas*

✓ Tiene hambre o sed.
✓ Sentimientos de tristeza, cansancio, aburrimiento, nerviosismo, malestar o soledad.

✓ Sensación de sentir frío o calor.

✓ Experimenta dolor.

✓ Necesidad frecuente de ir al baño.

✓ Le molesta algo, por ejemplo:

➤ Ropa apretada.

➤ No oye (perdió sus audífonos).

➤ No ve (perdió sus lentes).

➤ No puede comer bien (dentadura no es la apropiada).

ii. *Alteraciones del Comportamiento como Forma de Comunicación:* Ejemplo de algunas manifestaciones de alteraciones en el comportamiento que utiliza los pacientes de Alzheimer para expresarse:

✓ Agitación.

✓ Gritar.

✓ Patear.

✓ Maldecir.

✓ Pellizcar.

✓ Morder.

✓ Hacer muecas.

✓ Hostilidad.

✓ Confusión.

✓ Llorar.

✓ Cambios de humor.

✓ Miedo.

✓ Deambular.

✓ Estar triste, enojado o irritado.

Identificar que quiere comunicarnos el paciente con Alzheimer con estas alteraciones es lo más importante. Debemos cuidar con paciencia, sensibilidad, compasión, empatía y respeto para poder tener un paciente con Alzheimer más contento, menos frustrado y más cooperador.

V. EL MUNDO DEL PACIENTE CON ALZHEIMER

"Ve a su mundo, no los traigas a la realidad."

Entender la condición de Alzheimer y como se afecta el cerebro y los signos y síntomas de la enfermedad es importante para poder cuidar un paciente. La enfermedad del Alzheimer afecta la memoria e impacta diferentes funciones cognitivas, incluyendo percepción, juicio, razonamiento, análisis y comunicación. El paciente con Alzheimer no reconoce que está enfermo, presenta una condición médica que se conoce como anosognosia, (es una condición neurológica en donde el paciente no está consciente de su enfermedad).

Como consecuencia del deterioro cognitivo el paciente con Alzheimer tiene la percepción afectada, no tiene juicio, no razona, no analiza, no recuerda, no comunica por mencionar algunas áreas afectadas y esto hace más complicado el cuidado del paciente con Alzheimer

A continuación, en las próximas secciones ilustraremos varios escenarios de la vida real de un paciente con Alzheimer interactuando con su medio ambiente y como el cuidador puede responder asertivamente después de entender lo que es comunicación y como se afecta un paciente con Alzheimer.

i. ***Caso 1:*** El paciente con Alzheimer repite una y otra vez: *"Tengo hambre"* y lo repite diez veces. El paciente no se acuerda que hace un minuto que comió, no se acuerda su cerebro está dañado. Es frustrante para el cuidador y para el profesional de la salud por que no es verdad y aquí entra el dilema.

✓ **Área Afectada:** Memoria.

✓ **Reacción Incorrecta:** Corregirlo, decirle ¡YA TU COMISTE! Es una reacción incorrecta, al corregir al paciente y decirle que él ya comió, el paciente se frustra porque él no se acuerda que comió. El cuidador como el paciente se van a sentir frustrado por que no es la verdad. En este caso usted está erróneo porque, en la realidad de ese paciente, él tiene hambre, no se acuerda nosotros no podemos tratar de traerlo a nuestro mundo, a nuestra realidad. Tenemos que ir nosotros a su mundo, a su realidad, evitando la frustración y el enojo. Este enojo y frustración provoca depresión que provoca aumento en la progresión del deterioro cognitivo.

✓ **Reacción Correcta:** Validar los sentimientos y necesidades del paciente evitando acciones correctivas siendo empáticos con respecto a que el paciente tiene hambre. Ofrezca algo de comer saludable cambie el tema y pídale que lo ayude a realizar alguna tarea para distraerlo.

ii. ***Caso 2:*** La percepción es la capacidad de procesar información de objetos desde una perspectiva visoespacial. El paciente se dirige a la puerta de entrada, y en la entrada hay una alfombra negra, el paciente no quiere pararse en la alfombra y usted quiere obligarlo a que el entre a la casa.

✓ **Área Afectada:** Percepción.

✓ **Reacción Incorrecta:** Usted quiere obligarlo que entre a la casa y el paciente insiste que no va a entrar. El paciente no quiere pararse en la alfombra porque como su percepción está afectada el percibe que la alfombra es un HOYO, no percibe que es una alfombra. Imaginemos nuestra reacción si alguien quiere obligarnos a que entremos a un hoyo. Respuesta del paciente es enojarse, gritar, empujar, porque no sabe comunicarle a usted que eso es un hoyo.

✓ **Reacción Correcta:** Respete la percepción del paciente y evite obligarlos a entrar a la casa. Entienda su malestar con la alfombra y provea apoyo. Guíelo, separándolo suavemente de la alfombra y evite pisarla para prevenir la frustración y la ira del paciente. También puede tener una conversación relajante o realizar técnicas de distracción para redirigir la concentración del paciente y tranquilizarlos sobre su seguridad. Alternativamente, para una más sencilla solución, considere quitar la alfombra. Comprender su percepción y tener empatía con el paciente puede prevenir la escalada de su miedo y frustración.

iii. Caso 3: Es importante reconocer que el paciente tiene problemas de comunicación debido al lenguaje y memoria afectada, el paciente se altera, se enoja, grita, deambula y otros cambios conductuales como alternativas para comunicarse.

✓ **Área Afectada:** Comunicación.

✓ **Reacción Incorrecta:** El cuidador trata de razonar con el paciente y a cuestionarlo, *¿Por qué estás enojado? ¿Qué te pasa?," ven siéntate aquí!", "Quédate tranquilo",* y el cuidador termina frustrado porque la reacción del paciente es adversa, más enojo, más agotado y hasta puede agredir físicamente al cuidador porque no lo entienden.

✓ **Reacción Correcta:** Evita tratar de razonar o cuestionar al paciente, mejor enfóquese en proveer apoyo y confort. Observa, analiza y averigüe que necesidad básica él quiere satisfacer y qué necesita el paciente comunicarnos. El paciente está utilizando estas alteraciones en comportamientos como: enojo, ansiedad, frustración, etc, para comunicarnos que tiene dolor, tiene hambre, cansancio o que algo le molesta, entre muchas otras cosas.

iv. Caso 4: El paciente quiere fugarse desde las 3:00pm porque trabajaba en la escuela y recogía sus hijos a las 3:00pm todos los días; a las 3:00pm más o menos él quiere salirse y tratar de fugarse porque en su mundo él quiere ir a recoger sus hijos a la escuela.

✓ **Área Afectada:** Juicio *"Distorsión de la Realidad"*

✓ **Reacción Incorrecta:** Una vez que hemos identificado que el paciente está tratando de fugarse, comenzamos a tratar de abordar el problema sin analizar la situación. Intentamos razonar con el paciente explicándole por qué no puede salir, se le ordena que se mantenga alejado de la puerta, y como consecuencia el paciente se enoja, se frustra por que en su realidad ella tiene que recoger a sus hijos en la escuela. Imagínese, usted como madre o padre cómo se sentiría si le impidieran recoger a sus hijos de escuela.

✓ **Reacción Correcta:** Una vez identificado el deseo del paciente por fugarse, explore las razones detrás de ello. El cuidador debe familiarizarse con los gustos, preferencias, religión, ocupación y actividades diarias del paciente para obtener conocimiento. Quizás el paciente sienta que está esperando a alguien o tienen tareas pendientes, que pueden hacerles sentir la necesidad de salir de la casa. El siguiente escenario describe una manera apropiada de calmar y distraer al paciente para alejarlo de la puerta.

> ➤ *El paciente: "Tengo que buscar a mis hijos al colegio"*
> ➤ *El cuidador: "Tranquilo Sr./Sra. su esposo/a lo va a recoger los niños". Y entonces el paciente se va a quedar más tranquilo y se moverá de la puerta.*

v. ***Caso 5:*** El paciente está en su silla y constantemente triste y llorando mientras se niega a comer o a levantarse de la cama. A pesar de los intentos de los cuidadores para fomentar el movimiento y la alimentación del paciente, la tristeza persiste, provocando una angustia visible y un fuerte rechazo a participar en cualquier cosa más allá de quedarse en la cama.

✓ **Área Afectada:** Felicidad del Paciente.

✓ **Reacción Incorrecta:** Te acercas inmediatamente al paciente a explicarle la importancia de levantarse. Luego procedes a insistir con fuerza en que coma y le traes la comida, lo que provoca que el paciente patee, grite y arroje la comida al suelo.

✓ **Reacción Correcta:** No trate de razonar con el paciente, puede que no quiera salir de la cama porque está triste, extraña su familia, con solo una sonrisa, un abrazo, un te quiero ayudar, sería suficiente para poder animar esa persona, busque, investigue, analice y reaccione según cada paciente.

VI. TÉCNICAS DE COMUNICACIÓN CON UN PACIENTE CON ALZHEIMER

En las siguientes páginas encontrará una colección de escenarios que representan interacciones con pacientes diagnosticados con la enfermedad de Alzheimer. Estos escenarios tienen como objetivo proporcionar a los cuidadores información valiosa sobre los desafíos que pueden encontrar al cuidar a personas con Alzheimer y otras formas de demencia. Cada escenario está cuidadosamente elaborado para ilustrar situaciones cotidianas que los cuidadores pueden enfrentar, acompañado de una explicación de los procesos cognitivos subyacentes que influyen en el comportamiento del paciente.

Al profundizar en estos escenarios, los cuidadores pueden obtener una comprensión más profunda de la compleja naturaleza de la enfermedad de Alzheimer y aprender estrategias efectivas para afrontar las necesidades y comportamientos únicos de sus seres queridos o pacientes.

- ✓ Sonría.
- ✓ Utiliza un lenguaje simple.
- ✓ Identifíquese:
  - ➢ *"Hola, soy _____, tu hija (o)"*.
- ✓ No reprender, no le avergüence.
- ✓ Haga preguntas sencillas:
  - ➢ *"Tienes frío?"*
  - ➢ *"Te gusta salir?"*
- ✓ No hables de la persona delante de ella como si no estuviera.
- ✓ No contradecir, no discutir.
- ✓ Cambie el *"No Puedes"* por *"Sí juntos lo podemos hacer"*.
- ✓ Nunca digas: *"Pero no te acuerdas"*.
- ✓ No digas: *"Ya te lo dije"* repítelo las veces que sea necesario.

Escenario I: Sonría

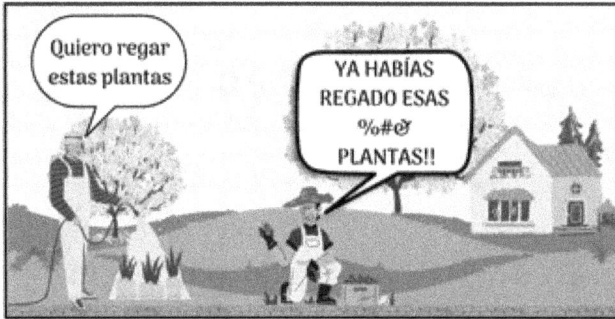

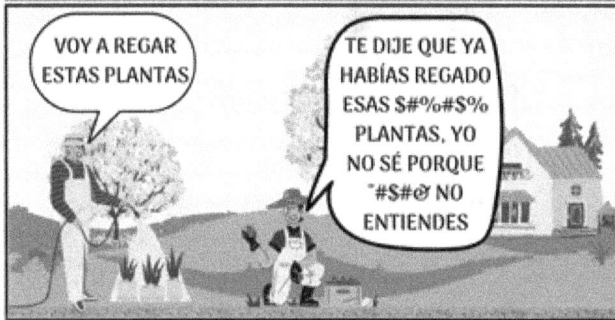

Escenario II: Utiliza un lenguaje simple, No Utilice sarcasmos

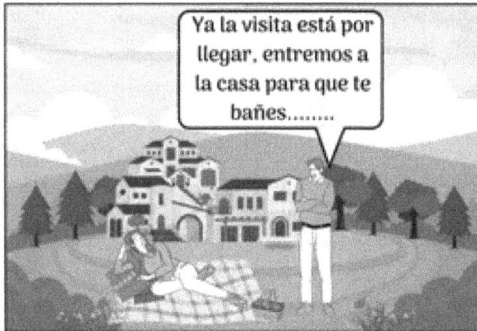

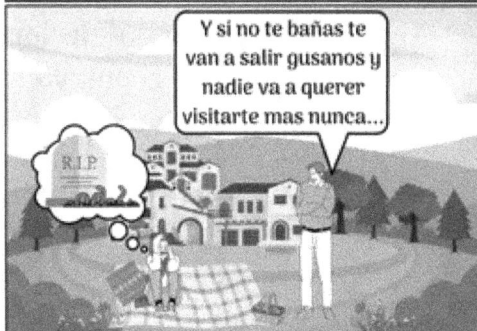

Escenario III: Identifíquese

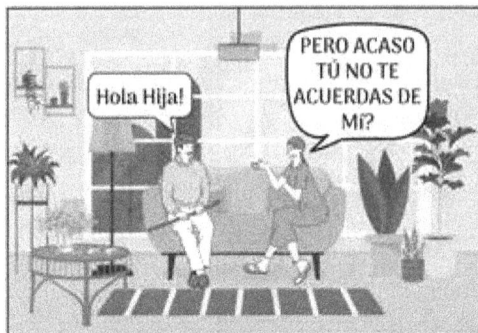

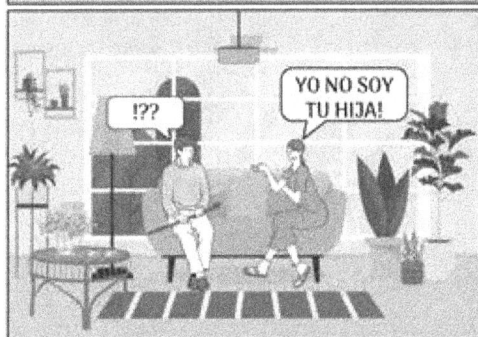

Nunca preguntes: "¿No te acuerdas de mí?" En lugar de eso, afirma suavemente tu relación: "Soy tu esposa".

Este enfoque evita reprender o causar angustia.

Escenario IV: No Reprender, No le avergüence

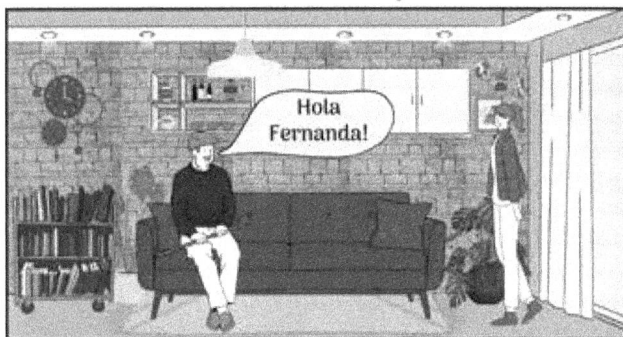

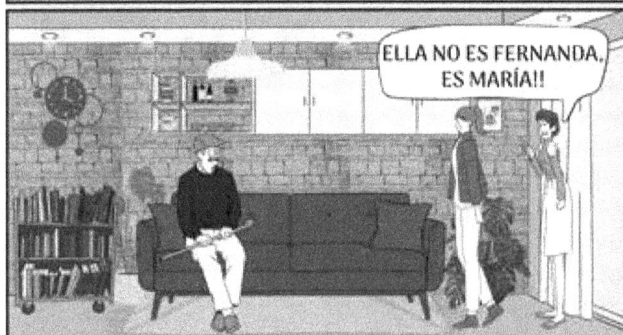

Qué hacemos cuando lo reprendemos?Lo avergonzamos más, causándole más deterioro cognitivo.

Escenario V: Haga preguntas sencillas

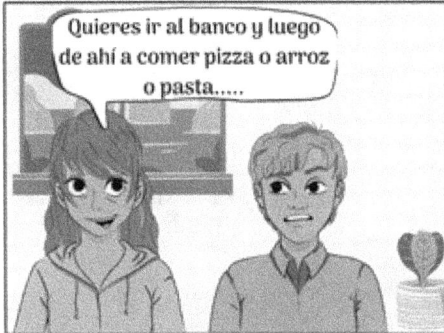

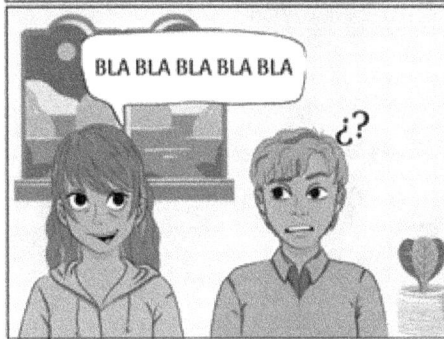

No hagas preguntas largas, sé conciso y haz preguntas sencillas como:

¿Tienes frío?
¿Quieres salir?
¿Quieres comer?

Hacer preguntas breves puede ayudar a evitar que el paciente se sienta abrumado y permitirle tomar decisiones más rápidas.

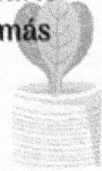

Escenario VI: No hables de la persona delante de ella como si no estuviera

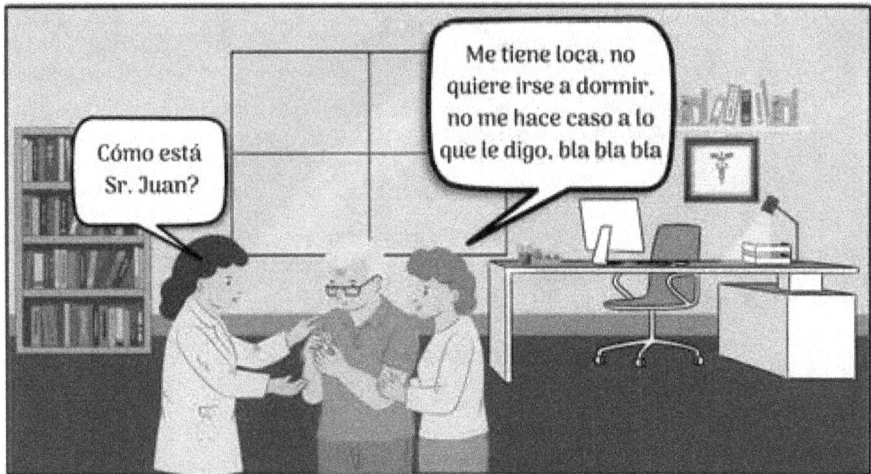

Es importante la comunicación con su médico, busque la manera de comunicar sus inquietudes sobre el paciente sin que el paciente esté presente.

Escenario VII: No Contradecir, No discutir

Vamos a decorar de Navidad, porque ya es Navidad.

Hoy no es Navidad, ACUERDATE, HOY ESTAMOS EN VERANO.

Siente tristeza, Frustración, confusión y más depresión.

Qué le causamos cuando lo corregimos? El paciente se pone triste, frustrado, y esto empeora su deterioro cognitivo.

"Usted va a su mundo, no lo traiga a la realidad"

Escenario VIII: Cambie el "NO PUEDES" por "Sí, juntos lo podemos hacer"

voy a preparar el café

No! yo lo hago.

YA TE HE DICHO MUCHAS VECES QUE TÚ NO PUEDES HACER NADA.

Para realizar una labor es importante orientarlo y explicarle detalladamente dándole a seguir unas instrucciones específicas de la tarea a realizar. No es bueno hacerlo todo usted; como cuidador le ayuda más si atrae su atención de una manera adecuada y con amor a ese paciente o familiar a realizar esa labor juntos y al realizarlo juntos lo ayuda a sentirse mejor.

Escenario IX: Nunca digas "Pero no te acuerdas"

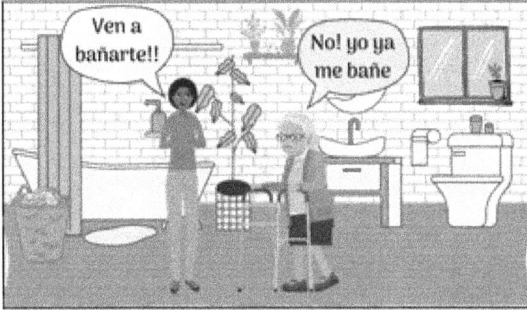

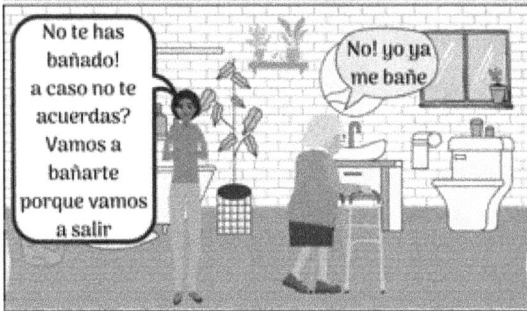

En situaciones como esta, lo ideal es no insistir, no argumentar, ni contradecir.
El paciente no se acuerda, la mejor acción es desistir y tratar más tarde sin avergonzarlo.

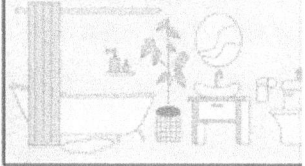

Escenario X: Nunca digas: "Ya te lo dije" Repítelo las veces que sea necesario

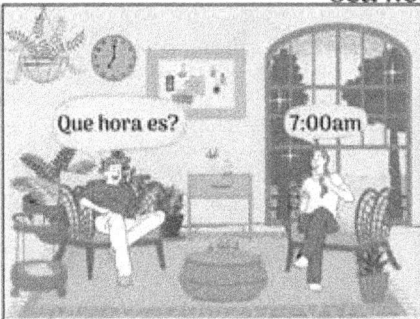

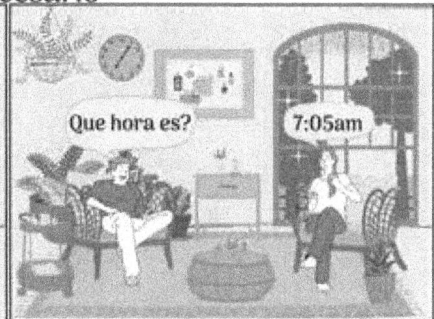

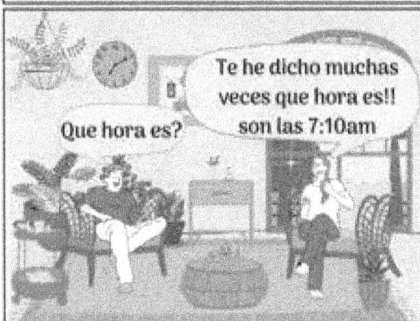

No le digas "Ya me lo dijiste" sea tolerante, trate de cambiar el tema para que no repita lo mismo una y otra vez.

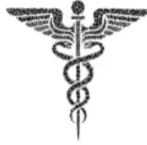

CAPÍTULO VII

Planificación Legal y Financiera

I. INTRODUCCIÓN

PLANIFICAR EL FUTURO debe ser una prioridad para todos, pero en el caso del paciente con Alzheimer es fundamental para evitar complicaciones cuando el deterioro cognitivo progresa y el paciente se incapacite. Desde el inicio de este libro hemos señalado la importancia de hacer el diagnostico de Alzheimer lo más temprano posible para de esta manera el paciente con Alzheimer pueda planificar su futuro financiero y legal.

El resultado de una planificación financiera y legal será la tranquilidad de saber que su cuidado no se impactará por no tener recursos económicos o por no haber realizado arreglos financieros, y la satisfacción de que se respetarán sus decisiones conforme a sus deseos cuando ya se encuentre incapacitado. Es importante señalar que la planificación legal y financiera es de acuerdo a las leyes de su país y de sus instituciones.

Protegerse legalmente y financieramente es la meta, en caso de incapacidad.

II.RECOMENDACIONES AL PLANIFICAR SU FUTURO LEGAL Y FINANCIERO

✓ Hable con su persona de confianza o sus familiares el deseo de usted planificar su futuro legal y financiero.

✓ Seleccione un abogado de confianza y pida asesoría legal según las disposiciones de su país.

✓ Designe un tutor legal para que sea la persona responsable de hacer cumplir sus deseos y pregúntale a esa persona si acepta la responsabilidad.

✓ Permita que la persona mencionada arriba pueda realizar transacciones en su institución financiera en caso de incapacidad.

✓ Actualice y organice todos los documentos legales de sus bienes, seguros, cuentas bancarias, seguro de vida, testamentos, directrices avanzadas y notifique a esa persona de confianza o tutor legal donde se encuentran los documentos guardados.

✓ Disponga financieramente un presupuesto económico para que en caso de incapacidad esa persona responsable o tutor legal administre su cuidado.

✓ Redacte su testamento.

✓ Redacte sus directrices avanzadas.

III. EL TESTAMENTO

El testamento es un documento legal otorgado por una persona mayor de edad y capacidad, en el que expresa sus deseos respecto de la distribución de bienes y derechos después de su muerte. Debe ser por escrito, incluir una fecha y preferiblemente prepararse frente a un abogado. Es importante señalar que la persona debe tener capacidad jurídica para que un testamento sea válido. Es por esto que, en pacientes con Alzheimer, la voluntad debe ejecutarse en las etapas iniciales de la enfermedad.

En el testamento se deben enumerar todos los bienes, dinero y seguro, junto con cómo se distribuirán en caso de fallecimiento de la persona. Escribir un testamento tiene varios beneficios, entre ellos evitar problemas entre los miembros de la familia, garantizar que los bienes se distribuyan según los deseos de cada uno y minimizar la intervención judicial. La persona que redacta el testamento debe decidir sobre el albacea (la persona encargada de hacer cumplir el testamento).

Una vez redactado el testamento, no es un documento que deba olvidarse. No se recomienda que los pacientes con Alzheimer u otras demencias sigan cambiando su voluntad a medida que avanza su condición. Redactar un testamento garantiza que se respeten los deseos del individuo y reduce la probabilidad de disputas o complicaciones legales en el futuro.

IV. PLANIFICACIÓN FINANCIERA

La planificación financiera implica establecer un presupuesto, determinar cómo se pagarán las deudas, designar a una persona autorizada para intervenir en la verificación de cuentas bancarias o de ahorro y seleccionar una persona de confianza para evitar abusos financieros en caso de discapacidad.[54] Es crucial comenzar a planificar con anticipación, tan pronto como se realice el diagnóstico, para garantizar que las personas con Alzheimer mantengan su capacidad jurídica en el momento de la planificación.

La planificación para el futuro brindará tranquilidad, asegurando que los gastos estarán cubiertos y que la atención no se verá interrumpida. Consulte con su institución bancaria y sus asesores financieros para buscar ayuda y monitorear actividades fraudulentas.

Es imperativo explorar diversas opciones financieras y recursos disponibles para las personas con Alzheimer y sus cuidadores. Esto podría incluir considerar un seguro de atención a largo plazo, la elegibilidad para Medicaid y beneficios para veteranos. Además, establecer un poder notarial duradero, que se analizará en la siguiente sección, puede facilitar la gestión de los asuntos financieros cuando la persona con demencia ya no puede tomar decisiones acertadas. La creación de un plan patrimonial integral, incluido un testamento o fideicomiso, también puede ayudar a proteger los activos y garantizar que los deseos del individuo se cumplan de acuerdo con sus preferencias. La planificación financiera consiste en gestionar los gastos actuales y salvaguardar los activos para el futuro, proporcionando una sensación de seguridad y estabilidad durante lo que puede ser un momento difícil.

V. PODER LEGAL

Un poder es un documento legal creado por una persona mayor de edad y capacidad. Se ejecuta en presencia de un abogado. En el documento, la persona que solicita un poder designar a una persona de confianza para que decida en su nombre en caso de discapacidad. Si fallece la persona que otorgó el poder, la autoridad conferida por el documento deja de ser válida.

En el caso de pacientes con Alzheimer, la potestad jurídica se determina en las etapas iniciales de la enfermedad siempre y cuando el paciente conserve la capacidad jurídica. La autoridad podrá quedar sujeta a otros procedimientos legales si el paciente pierde la capacidad jurídica. Es fundamental buscar constantemente el asesoramiento de sus representantes legales y redactar documentos de acuerdo con las leyes de su país.

Tener un poder notarial desde el principio permite una transición más fluida de la autoridad para tomar decisiones a una persona de confianza, lo que garantiza que se defiendan los mejores intereses del paciente y se respeten sus deseos. Sin un poder notarial, el proceso legal se vuelve más complejo y requiere más tiempo, lo que a menudo resulta en decisiones tomadas por el tribunal en lugar de aquellos que entienden íntimamente las necesidades y preferencias del paciente. Por lo tanto, se recomienda encarecidamente a los cuidadores que interactúen con profesionales legales para establecer un poder y navegar por las complejidades de la planificación legal y financiera adaptada a sus circunstancias y jurisdicción específicas.

VI. DIRECTRICES AVANZADAS

Las Directrices Anticipadas son decisiones médicas estipuladas en un documento legal, como se explica en el Capítulo 3. Este documento legal es elaborado por una persona mayor de edad y capacidad, estableciendo sus últimas voluntades de acuerdo con sus decisiones médicas.

Las directrices anticipadas son cruciales para garantizar que se respeten sus deseos médicos incluso si no puede comunicarlos usted mismo. Al describir claramente sus preferencias con respecto a tratamientos médicos, intervenciones y cuidados al final de la vida, brinda una guía invaluable a sus seres queridos y proveedores de atención médica. Estas directivas pueden incluir instrucciones sobre medidas de soporte vital, preferencias de reanimación y la designación de un apoderado de atención médica para tomar decisiones en su nombre.

Tomar medidas proactivas para establecer y comunicar sus deseos puede aliviar el estrés y la incertidumbre de sus cuidadores y garantizar que sus decisiones de atención médica se alineen con sus valores y creencias. Al presentar sus directrices anticipadas, el aspecto crucial es garantizar que, en caso de incapacidad, las disposiciones que haya concertado eviten discrepancias entre los miembros de la familia que puedan necesitar tomar decisiones en su nombre.

VII. DOCUMENTOS LEGALES

Se consideran documentos legales todo documento que establece legalmente posesión de bienes, declaraciones, derechos y obligaciones, etc. Estos documentos protegen los derechos de las personas.

- ✓ Certificado de Nacimiento.
- ✓ Certificado de matrimonio.
- ✓ Tarjeta de seguro social.
- ✓ Directrices avanzadas.
- ✓ Título de propiedad.
- ✓ Testamentos.
- ✓ Escrituras.
- ✓ Arrendamientos.
- ✓ Poder legal.
- ✓ Seguros de vida.
- ✓ Cuentas bancarias.
- ✓ Otros.

En el ámbito del cuidado de personas con Alzheimer y otras demencias, organizar y salvaguardar los documentos legales es primordial. Estos documentos establecen la propiedad y los derechos y sirven como herramientas cruciales para garantizar el bienestar y la protección del individuo y sus bienes. Es imperativo mantener estos documentos en un lugar seguro designado y accesible para personas de confianza, especialmente el tutor legal, en caso de incapacitación o emergencia. Los cuidadores deben priorizar el establecimiento de canales de comunicación claros con respecto a la ubicación y el significado de estos documentos para facilitar la toma de decisiones y los procesos legales eficientes cuando sea necesario.

VIII. TUTELA LEGAL

La tutela legal en el contexto del Alzheimer u otras formas de demencia es un aspecto crítico del cuidado y la planificación a largo plazo. Cuando las capacidades cognitivas de un individuo disminuyen hasta el punto de incapacitarlo, se hace necesario el nombramiento de un tutor legal para garantizar su bienestar y proteger sus intereses.

El tutor legal, designado por el tribunal, asume una gran responsabilidad. Se les confía la toma de decisiones legales y médicas esenciales en nombre del individuo incapacitado. Estas decisiones pueden abarcar desde opciones de atención médica hasta cuestiones financieras, todas ellas encaminadas a brindar de manera responsable la mejor atención y gestión de activos posibles. Esto incluye la supervisión de las necesidades diarias, el tratamiento médico, los arreglos de vivienda y los cuidados al final de la vida. Además, el tutor legal debe gestionar transacciones financieras complejas, garantizando que los activos de la persona incapacitada se gestionen con sensatez y sus asuntos financieros se manejen meticulosamente.

La tutela legal sirve como salvaguardia contra una posible explotación y garantiza que la persona con demencia reciba la atención y la protección necesarias. Sin embargo, también subraya la importancia de una planificación proactiva. Al organizar documentos legales, como poderes de abogado y directivas anticipadas, mientras aún están en su sano juicio, las personas pueden ayudar a evitar la necesidad de una intervención judicial más adelante.

Es esencial reconocer que las leyes y procedimientos de tutela legal varían de un país a otro. Los cuidadores y familiares deben familiarizarse con los requisitos y procesos legales específicos de su jurisdicción. Este conocimiento les permite navegar el sistema legal de manera efectiva y defender los mejores intereses de sus seres queridos.

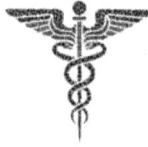

CAPÍTULO VIII

El Alzheimer y los Niños

I. INTRODUCCIÓN

EL DIAGNÓSTICO de un familiar con Alzheimer impacta a todos los miembros de una familia y los niños no son la excepción. La nostalgia viene a mi mente mientras desarrollo este tema, mis hijos eran pequeños cuando mi padre fue diagnosticado con Alzheimer, ¿Por qué su abuelo no se acordaba de ellos?, ¿Por qué su abuelo actuaba de una manera rara?, ¿Por qué ya no jugaba con ellos?, y muchas otras preguntas que responsablemente debía contestar.

Los niños como parte de nuestra familia tienen derecho a que se les explique lo que es la enfermedad del Alzheimer y los síntomas futuros en términos adecuados para su edad y de esta manera hacerlos partícipes como miembros de la familia. Educar a los niños sobre la enfermedad, las diferentes etapas, los síntomas y la progresión del Alzheimer evitará el miedo y la ansiedad de los niños.

Es responsabilidad de los padres o tutor de los niños decidir si se les explica la condición médica del familiar y cuan explícito seremos, esto dependerá de la relación del niño con ese paciente diagnosticado con Alzheimer u otras Demencias. Si su hijo ve a ese familiar una vez al año, no es necesario ser tan explícito porque el niño no estará en contacto directo y no evidenciará ese daño cognitivo y esas manifestaciones de comportamiento diferentes. En el caso que el niño vea ese familiar más frecuentemente es necesario explicarle los síntomas, progresión de la enfermedad y las posibles manifestaciones en el comportamiento.

La edad, el cómo y el por qué se recomienda explicarles a los niños sobre el Alzheimer u otras Demencias siempre será decisión y responsabilidad de los padres.

II. LA EDAD ADECUADA PARA EXPLICARLE A LOS NIÑOS SOBRE EL ALZHEIMER

No existe una edad específica para explicarle a un niño sobre la enfermedad del Alzheimer, lo que existe es el momento específico para explicarle sobre la enfermedad, sus síntomas, etapas y lo más importante la progresión de la enfermedad y sus complicaciones.

La complejidad de cómo la explicamos depende de la edad del niño y de su capacidad para aprender y comprender la enfermedad. El momento oportuno surge cuando el niño empieza a hacer preguntas, como, por ejemplo:

✓ *¿Por qué su familiar se comporta así?*

✓ *¿Por qué su familiar no lo conoce?*

✓ *¿Por qué su familiar no juega con él?*

✓ *¿Por qué su familiar se pone agresivo?, etc.*

El niño entenderá que el comportamiento de ese paciente con Alzheimer son complicaciones de la enfermedad y entenderá que esos cambios no son deseos de molestar o porque su abuelo es malo.

Las últimas estadísticas reportan que muchos de estos cuidadores pertenecen a la generación "sándwich", lo que significa que están cuidando simultáneamente a niños y a un familiar con Alzheimer.[55] Es nuestra responsabilidad explicarle a el niño lo que está sucediendo, para que su desarrollo emocional y su estabilidad no se vea afectada negativamente por la enfermedad de su familiar.

III. CÓMO EXPLICARLE EL ALZHEIMER A LOS NIÑOS

El vocabulario y el nivel de claridad que utilizamos para hablar sobre la enfermedad de Alzheimer con los niños dependen de su edad, atención e interés en el tema. Explique simplemente que el Alzheimer es una enfermedad cerebral; El cerebro es parte del cuerpo humano y su función principal es controlar las acciones, los pensamientos, el juicio y la memoria, entre otras cosas.

En el caso de un paciente con Alzheimer, explíquele al niño que el cerebro está enfermo, lo que hace que la persona se comporte de manera diferente, olvide quién es, se olvide de jugar y posiblemente se vuelva agresiva. Aunque el paciente no nos recuerde, nosotros lo recordamos a él y a su amor. Es crucial enseñar a los niños que estas situaciones son parte de la vida, y lo importante es apoyar a nuestra familia brindándoles amor y practicando la tolerancia.

Los niños pueden tener muchas preguntas para las que no tenemos todas las respuestas, pero nuestra actitud y educación sobre el tema nos capacitará para explicárselo al niño, evitando el miedo y la ansiedad. Lo más importante es que este enfoque fomentará la empatía hacia el ser amado y promoverá el respeto, el amor y la tolerancia en el niño.

IV. LA ACTITUD DE UN NIÑO ANTE LA ENFERMEDAD DEL ALZHEIMER

"Actitud" es la manera cómo reaccionamos ante una situación. Es completamente normal que estemos tristes, frustrados y con dolor, pero debemos asumir nuestra responsabilidad y si decidimos cuidar un familiar con Alzheimer, debemos hacerlo con amor, respeto y dignidad. Debemos asumir una actitud de empatía como cuidador de un familiar con Alzheimer u otras Demencias, no de maltrato. Es importante reconocer en nosotros mismos síntomas de agotamiento y evaluar si cuidar a nuestro familiar es la mejor decisión, para evitar dar un mal ejemplo a los niños.

Mi motivo principal para escribir este libro es impactar las familias que tienen un familiar con Alzheimer u otras Demencias y orientarlo para que busque ayuda de ser necesario. Evite proyectar ese sentimiento de frustración y depresión en los niños, que, provocaría un impacto negativo en sus vidas. Debemos utilizar esta situación para que nuestros hijos entiendan que está bien sentirse triste, pero que ese familiar nuestro con Alzheimer merece y necesita todo nuestro amor y el mejor cuidado posible y principalmente amor. Explicarles a los niños que estos sentimientos no deben de influenciar en la manera de cuidar a nuestro familiar con Alzheimer.

Emocionalmente somos responsables de la estabilidad de nuestros niños; por eso debemos proveerle herramientas para enfrentar esta enfermedad de nuestro familiar y cualquier otra situación. Nosotros como cuidadores somos un ejemplo de cómo enfrentamos y reaccionamos frente a la enfermedad de un paciente con Alzheimer. Si reaccionamos con frustración, deprimido o angustiado los niños copiaran estas emociones. Los niños son un espejo de nuestras actitudes, por eso cuidemos nuestra actitud.

V. EDUCAR A LOS NIÑOS PARA COMUNICARSE EFECTIVAMENTE CON UN PACIENTE DE ALZHEIMER

Comunicarse con un ser querido que padece Alzheimer u otra forma de demencia puede resultar un desafío. Aun así, es una habilidad que los niños pueden aprender a manejar con paciencia y comprensión. En este capítulo, exploraremos cómo enseñar a los niños estrategias de comunicación efectivas adaptadas a las necesidades únicas de las personas con Alzheimer. A través de una serie de escenarios, ilustraremos las respuestas correctas e incorrectas, brindando a los niños el conocimiento y las herramientas para interactuar con los miembros de su familia de manera significativa y respetuosa. Al equipar a los niños con estas habilidades de comunicación esenciales, podemos fomentar conexiones más profundas y mejorar la calidad de vida del paciente y sus familias.

- ✓ Respete al paciente con Alzheimer.
- ✓ Sonría.
- ✓ No contradiga al paciente con Alzheimer, llame al cuidador de ser necesario.
- ✓ Sea amable y cordial al hablar con el paciente con Alzheimer.
- ✓ Siempre identifíquese:
  - ➤ *"Hola abuelo, soy tu nieto_____!"*
- ✓ Hable con el paciente de temas que le gusten.
- ✓ Evite las burlas y no lo avergüence.
- ✓ Nunca digas: *"Abuelo! Ya te lo dije"*

VI. CÓMO PUEDEN LOS NIÑOS AYUDAR CON EL CUIDADO DE UN PACIENTE CON ALZHEIMER

Los niños pueden participar activamente con el cuidado de nuestros pacientes con Alzheimer. Es importante aclarar que cuando hablamos de que los niños pueden ayudar en el cuidado de un familiar con Alzheimer, el niño NUNCA PUEDE ESTAR SOLO CON UN PACIENTE CON ALZHEIMER. El niño puede ayudar como por ejemplo advertirnos en situaciones de emergencia, entretenerlo, ayudarlo a realizar tareas sencillas como lavarse las manos etc. A continuación, algunos escenarios donde se ilustra como los niños pueden ayudar en el cuidado de un paciente con Alzheimer u otras Demencias.

Escenario I

Acción Incorrecta ⊗

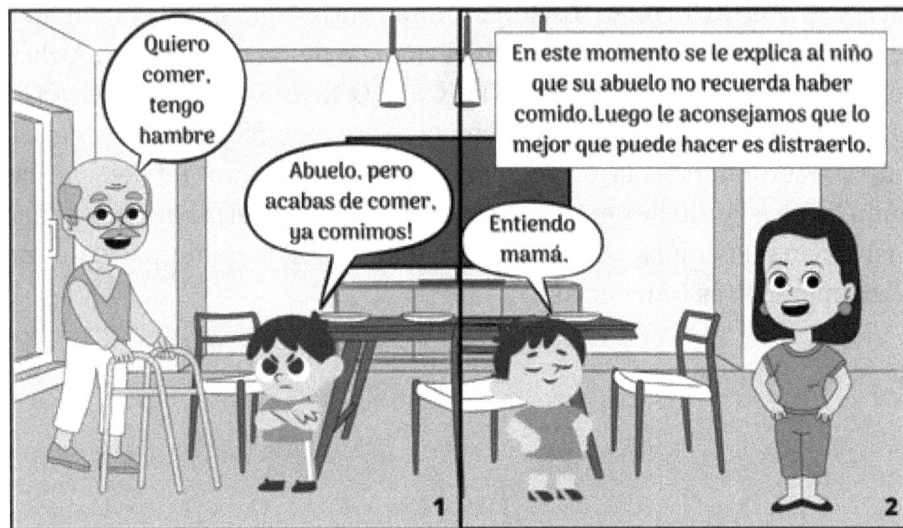

Acción Correcta ✓

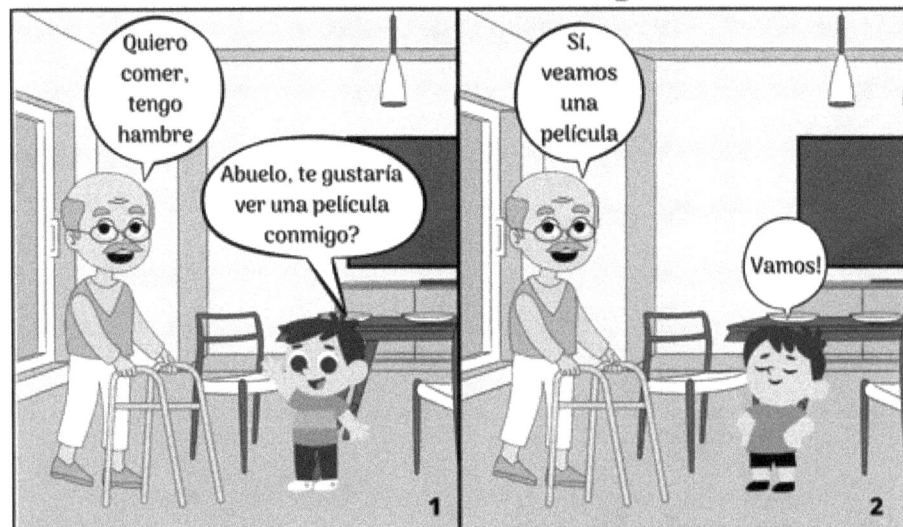

Escenario II

Acción Incorrecta

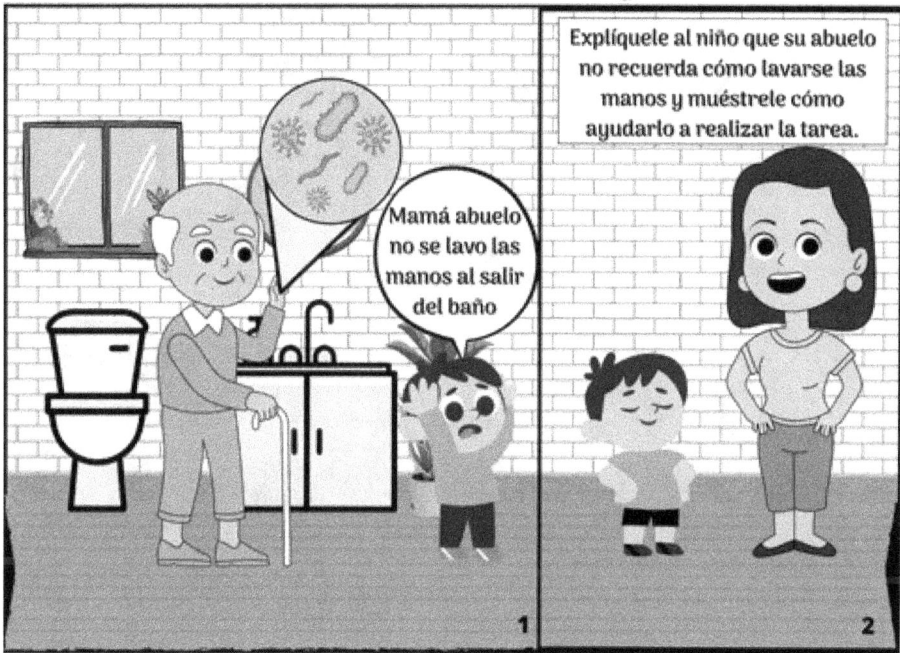

Acción Correcta

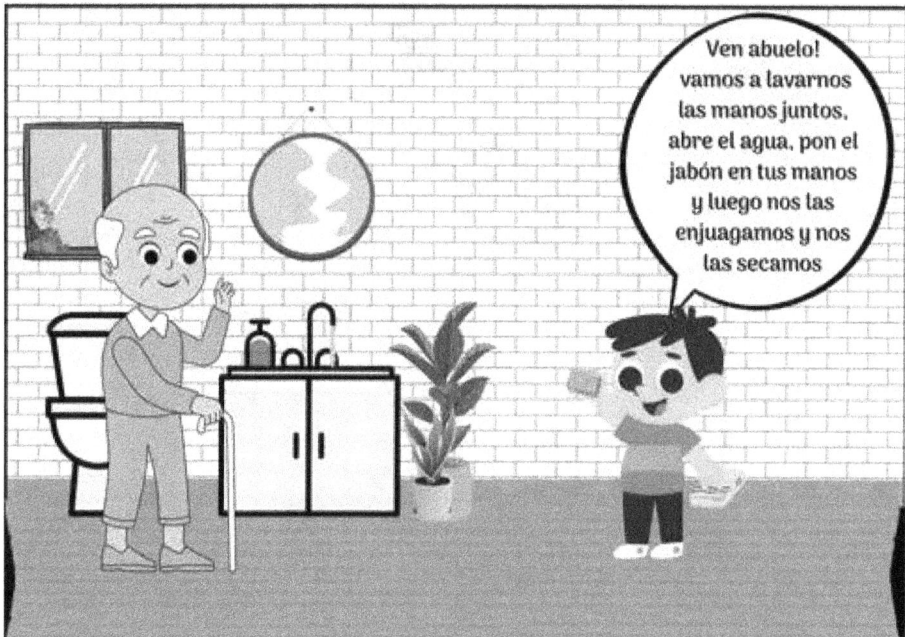

Escenario III

Acción Incorrecta ⊗

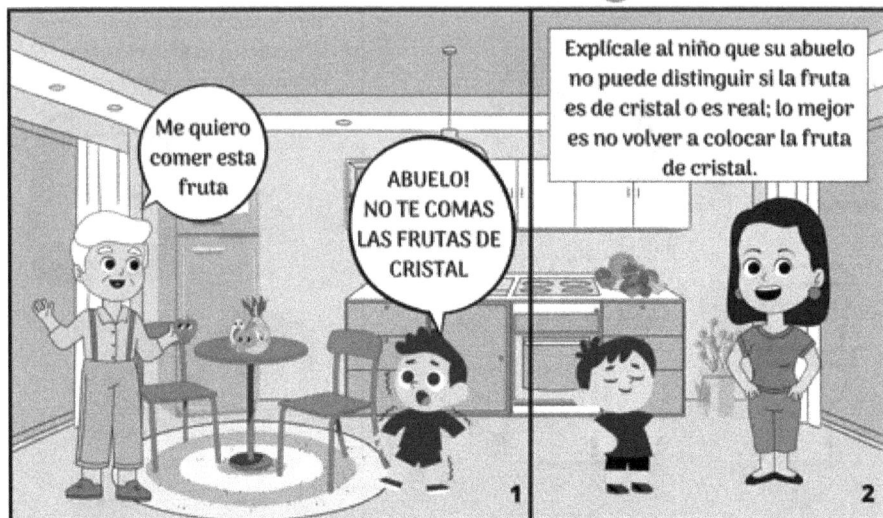

Acción Correcta ✓

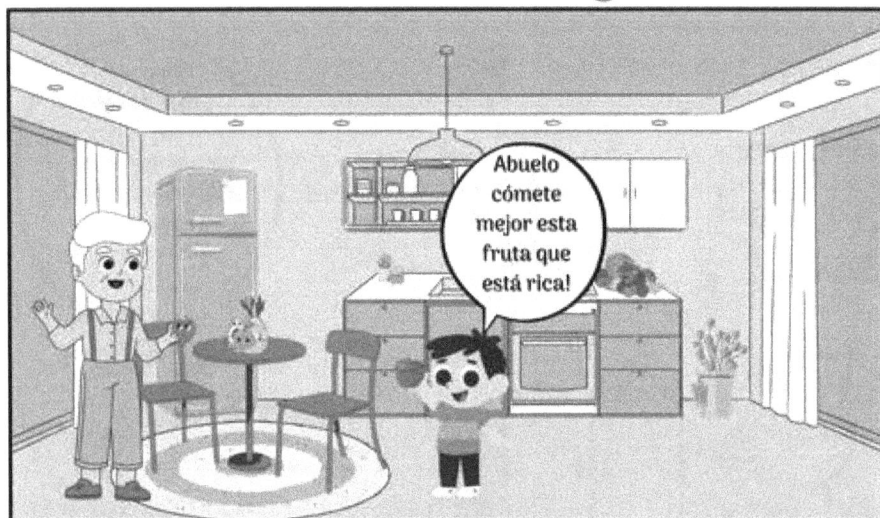

Escenario IV

Acción Incorrecta ⊗

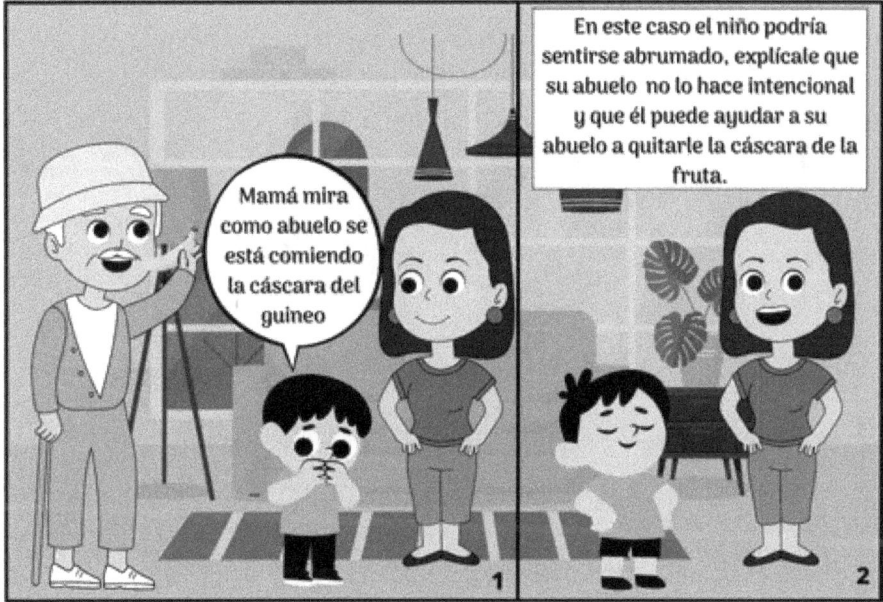

Acción Correcta ✓

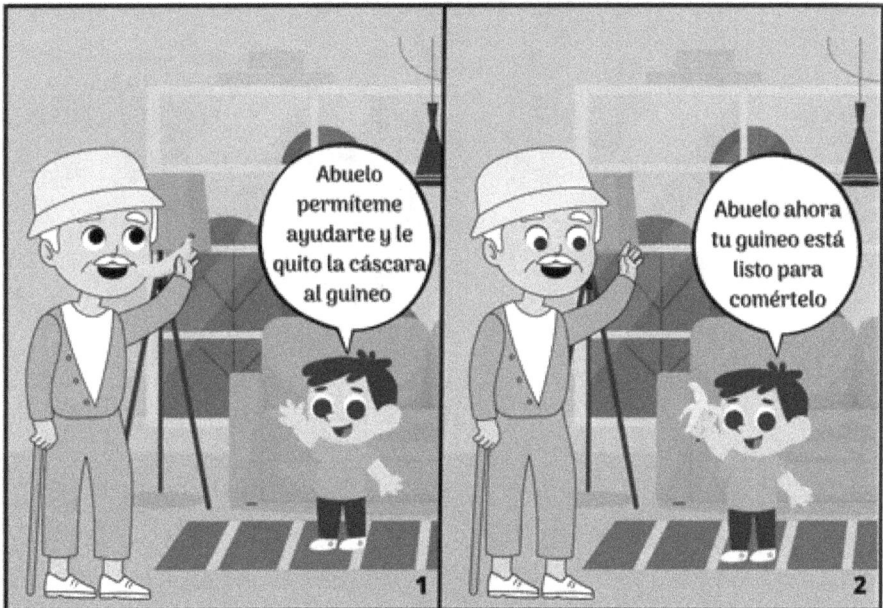

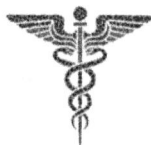

CAPÍTULO IX

Recompensa

I. INTRODUCCIÓN

EN GRATITUD POR el perfecto y puro amor que nuestro padre nos brindó, le correspondimos brindándole una excelente atención. Esto nos permitió expresar nuestro agradecimiento por su amor, esfuerzo y dedicación al cuidarnos. Cuidar a un paciente con Alzheimer u otras demencias no es una tarea sencilla, como tampoco lo es criar a un niño. Sin embargo, el amor nos guía y, con orientación, educación y un buen equipo, podemos sobresalir en nuestras responsabilidades como cuidadores. El esfuerzo, la dedicación y el amor que invirtamos en el cuidado de nuestro familiar con Alzheimer u otras demencias será una de las experiencias más gratificantes de nuestras vidas.

Cuando nos embarcamos en el viaje de cuidar a un ser querido con Alzheimer o demencia, es fundamental comprender que no se trata sólo de cumplir un deber u obligación. Se trata de honrar a la persona que era antes de que la enfermedad pasara factura y reconocer su valor y dignidad continuos. Cada momento que dedicamos a cuidarlos es un acto de compasión y respeto, un testimonio del vínculo entre nosotros y nuestros seres queridos. Además, el cuidado no es unilateral; es una relación recíproca que enriquece al cuidador y al receptor. Si bien puede parecer una tarea desalentadora, con sus desafíos e incertidumbres, también presenta innumerables oportunidades para el crecimiento, la resiliencia y la realización personal. Como cuidadores, aprendemos a tener paciencia, empatía y altruismo, cualidades que nos benefician en nuestro rol y se extienden a otras áreas de nuestra vida.

Además de las recompensas emocionales, el cuidado puede conducir al crecimiento y la transformación personal. Nos desafía a salir de nuestras zonas de confort, enfrentar nuestros miedos y limitaciones y aprovechar reservas de fortaleza y resiliencia que nunca supimos que teníamos. Nos enseña a apreciar las alegrías simples de la vida y a encontrar belleza y significado en momentos de vulnerabilidad e incertidumbre.

En última instancia, la recompensa en el cuidado se trata de encontrar propósito y satisfacción en el acto de dar y recibir amor incondicionalmente. Se trata de emprender el viaje con el corazón abierto y la voluntad de aprender y crecer en cada paso del camino. Mientras navegamos por las complejidades de la atención del Alzheimer y la demencia, recordemos que la mayor recompensa no está en lo que recibimos sino en lo que damos y en el profundo impacto que nuestro amor y compasión tienen en las vidas de aquellos a quienes cuidamos.

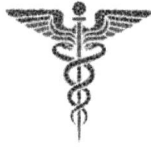

REFERENCIAS

1. Hippius, H., & Neundörfer, G. (2003). The discovery of Alzheimer's disease. *Dialogues in Clinical Neuroscience*, 5(1), 101–108. https://doi.org/10.31887/dcns.2003.5.1/hhippiuss

2. National Institute on Aging. (2017, May 16). *What Happens to the Brain in Alzheimer's Disease?* National Institute on Aging. https://www.nia.nih.gov/health/alzheimers-causes-and-risk-factors/what-happens-brain-alzheimers-disease

3. Assistant Secretary for Public Affairs (ASPA). (2023, December 12). *HHS Releases National Plan Update Marking Year of Progress on Alzheimer's Disease, Related Dementias.* U.S. Department of Health and Human Services. https://www.hhs.gov/about/news/2023/12/12/hhs-releases-national-plan-update-marking-year-of-progress-on-alzheimers-disease-related-dementias.html

4. Graff-Radford, J. (2022, June 11). *Alzheimer's and dementia: what's the difference?* Mayo Clinic. https://www.mayoclinic.org/es/diseases-conditions/alzheimers-disease/expert-answers/alzheimers-and-dementia-whats-the-difference/faq-20396861

5. WHO. (2023, March 15). *Dementia.* World Health Organization. https://www.who.int/news-room/fact-sheets/detail/dementia

6. Alzheimer's Society. (2015). *Signs of dementia seen 18 years before diagnosis | Alzheimer's Society.* Www.alzheimers.org.uk. https://www.alzheimers.org.uk/research/care-and-cure-research-magazine/signs-dementia-seen-18-years-diagnosis

7. Müller-Spahn, F. (2003). Behavioral disturbances in dementia. *Dialogues in Clinical Neuroscience, 5*(1), 49–59. https://doi.org/10.31887/DCNS.2003.5.1/fmuellerspahn

8. Alzheimer's Association. (2023). *Oral health and Alzheimer's risk.* Alzheimer's Disease and Dementia. https://www.alz.org/co/news/oral-health-and-alzheimers-risk

9. Fagan, A. M., Roe, C. M., Xiong, C., Mintun, M. A., Morris, J. C., & Holtzman, D. M. (2007). Cerebrospinal Fluid tau/β-Amyloid42 Ratio as a Prediction of Cognitive Decline in Nondemented Older Adults. *Archives of Neurology, 64*(3), 343–349. https://doi.org/10.1001/archneur.64.3.noc60123

10. Mayo Clinic Staff. (2019, April 19). *Diagnosing Alzheimer's: How Alzheimer's is diagnosed.* Mayo Clinic. https://www.mayoclinic.org/diseases-conditions/alzheimers-disease/in-depth/alzheimers/art-20048075

11. Freitas, S., Simões, M. R., Alves, L., & Santana, I. (2013). Montreal Cognitive Assessment: Validation Study for Mild Cognitive Impairment and Alzheimer Disease. *Alzheimer Disease & Associated Disorders, 27*(1), 37–43. https://doi.org/10.1097/wad.0b013e3182420bfe

12. Lai, N. M., Chang, S. M. W., Ng, S. S., Stanaway, F., Tan, S. L., & Chaiyakunapruk, N. (2019). Animal-assisted therapy for dementia. *Cochrane Database of Systematic Reviews, 2019*(1). https:// doi.org/10.1002/14651858.cd013243

13. Lam, H. L., Li, W. T. V., Laher, I., & Wong, R. Y. (2020). Effects of Music Therapy on Patients with Dementia—A Systematic Review. *Geriatrics, 5*(4), 62. https://doi.org/10.3390/geriatrics504 0062

14. Park, M., Song, R., Ju, K., Shin, J. C., Seo, J., Fan, X., Gao, X., Ryu, A., & Li, Y. (2023). Effects of Tai Chi and Qigong on cognitive and physical functions in older adults: system-

atic review, meta-analysis, and meta-regression of randomized clinical trials. *BMC Geriatrics, 23*(1). https://doi.org/10.1186/s12877-023-04070-2

15. Rahman, A., Hossen, M. A., Chowdhury, M. F. I., Bari, S., Tamanna, N., Sultana, S. S., Haque, S. N., Al Masud, A., & Saif-Ur-Rahman, K. M. (2023). Aducanumab for the treatment of Alzheimer's disease: a systematic review. *Psychogeriatrics, 23*(3). https://doi.org/10.1111/psyg.12944

16. Commissioner, O. of the. (2023, January 6). *FDA Grants Accelerated Approval for Alzheimer's Disease Treatment.* FDA. https://www.fda.gov/news-events/press-announcements/fda-grants-accelerated-approval-alzheimers-disease-treatment #:~:text=Today%2C%20the%20U.S.%20 Food%20and

17. Alzheimer's Association. (2023). *Alzheimer's disease facts and figures. Alzheimer's Disease and Dementia*; Alzheimer's Association. https://www.alz.org/alzheimers-dementia/facts-figures

18. National Institute on Aging. (2023, March 1). *Alzheimer's Disease Genetics Fact Sheet.* National Institute on Aging. https://www.nia.nih.gov/health/genetics-and-family-history/alzheimers-disease-genetics-fact-sheet

19. Johns Hopkins Medicine. (2013). *Blood Pressure and Alzheimer's Risk: What's the Connection?* John Hopkins Medicine. https://www.hopkinsmedicine.org/health/conditions-and-diseases/alzheimers-disease/blood-pressure-and-alzheimers-risk-whats-the-connection

20. McDade, E., Bednar, M. M., Brashear, H. R., Miller, D. S., Maruff, P., Randolph, C., Ismail, Z., Carrillo, M. C., Weber, C. J., Bain, L. J., & Hake, A. M. (2020). The pathway to secondary prevention of Alzheimer's disease. *Alzheimer's &; Dementia: Translational Research &; Clinical Interventions, 6*(1). https://doi.org/10.1002/trc2.12069

21. Alzheimer's Association. (2015). *Prevention*. Alzheimer's Disease and Dementia. https://www.alz.org/alzheimers-dementia/research_progress/prevention

22. Sierra, C. (2020). Hypertension and the Risk of Dementia. *Frontiers in Cardiovascular Medicine, 7*(5). https://doi.org/10.3389/fcvm.2020.00005

23. Spira, A. P., Chen-Edinboro, L. P., Wu, M. N., & Yaffe, K. (2014). Impact of sleep on the risk of cognitive decline and dementia. *Current Opinion in Psychiatry, 27*(6), 478–483. https://doi.org/10.1097/yco.0000000000000106

24. Gracia-García, P., Bueno-Notivol, J., Lipnicki, D. M., de la Cámara, C., Lobo, A., & Santabárbara, J. (2023). Clinically significant anxiety as a risk factor for Alzheimer's disease: Results from a 10-year follow-up community study. *International Journal of Methods in Psychiatric Research, 32*(3). https://doi.org/10.1002/mpr.1934

25. Huang, A. R., Roth, D. L., Cidav, T., Chung, S., Amjad, H., Thorpe, R. J., Boyd, C. M., & Cudjoe, T. K. M. (2023). Social isolation and 9-year dementia risk in community-dwelling Medicare beneficiaries in the United States. *Journal of the American Geriatrics Society, 71*(3). https://doi.org/10.1111/jgs.18140

26. CDC. (2023, July 13). *About Alzheimer's Disease | Aging*. www.cdc.gov. https://www.cdc.gov/aging/alzheimers-disease-dementia/about-alzheimers.html

27. Alzheimer's Association. (2021). 2021 Alzheimer's disease facts and figures. *Alzheimer's & Dementia, 17*(3). https://doi.org/10.1002/alz.12328

28. Alzheimer's Association. (2020). 2020 Alzheimer's Disease Facts and Figures. *Alzheimer's & Dementia, 16*(3), 391–460. https://doi.org/10.1002/alz.12068

29. Alzheimer's Association. (2022). *Hispanic Americans More Likely to Develop Dementia. Why?*Alzheimer's Disease and Dementia. https://www.alz.org/news/2022/hispanic-americans-more-likely-to-develop-dementia#:~:text=Hispanic%20Americans%20are%201.5%20times

30. Alzheimer's Association. (2020). *Primary Care Physicians on the Front Lines of Diagnosing and Providing Alzheimer's and Dementia Care.* Alzheimer's Disease and Dementia. https://www.alz.org/news/2020/primary-care-physicians-on-the-front-lines-of-diag#:~:text=The%20report%20found%20that%2082

31. Stefanacci, R. G. (2011). The costs of Alzheimer's disease and the value of effective therapies. *The American Journal of Managed Care, 17 Suppl 13,* S356-362. https://pubmed.ncbi.nlm.nih.gov/22214393/#:~:text=Every%2069%20seconds%2C%20a%20person

32. UsAgainstAlzheimer's. (2023, November 21). *Alzheimer's Disease: Get The Facts.* UsAgainstAlzheimer's. https://www.usagainstalzheimers.org/alzheimers-disease-get-facts#:~:text=Alzheimer%27s%20Affects%20Millions&text=The%20number%20of%20Americans%20with

33. Alzheimer's Association. (2019). *New Alzheimer's Association Report Shows Significant Disconnect Between Seniors, Physicians When.* Alzheimer's Disease and Dementia. https://www.alz.org/news/2019/new-alzheimer-s-association-report-shows-signifi

34. Lang, L., Clifford, A., Wei, L., Zhang, D., Leung, D., Augustine, G., Danat, I. M., Zhou, W., Copeland, J. R., Anstey, K. J., & Chen, R. (2017). Prevalence and determinants of undetected dementia in the community: a systematic literature review and a meta-analysis. BMJ *Open, 7*(2), e011146. https://doi.org/10.1136/bmjopen-2016-011146

35. Eiser, A. R. (2017). Why does Finland have the highest dementia mortality rate? Environmental factors may be generalizable. *Brain Research, 1671,* 14–17. https://doi.org/10.1016/j. brainres.2017.06.032

36. Alzheimer's Association. (2023). *Stages of Alzheimer's.* Alzheimer's Disease and Dementia; Alzheimer's Association. https://www.alz.org/alzheimers-dementia/stages

37. Salamon, M. (2023, February 1). *Managing the unthinkable.* Harvard Health. https://www.health.harvard.edu/mind-and-mood/managing-the-unthinkable

38. Cintra, M. T. G., de Rezende, N. A., de Moraes, E. N., Cunha, L. C. M., & da Gama Torres, H. O. (2014). A comparison of survival, pneumonia, and hospitalization in patients with advanced dementia and dysphagia receiving either oral or enteral nutrition. *The Journal of Nutrition, Health and Aging, 18*(10), 894–899. https://doi.org/10.1007/s12603-014-0487-3

39. National Institute on Aging. (2022, November 17). *Providing Care and Comfort at the End of Life.* National Institute on Aging. https://www.nia.nih.gov/health/end-life/providing-care-and-comfort-end-life

40. National Institute on Aging. (2021, May 14). *What Are Palliative Care and Hospice Care?* National Institute on Aging. https://www.nia.nih.gov/health/hospice-and-palliative-care/what-are-palliative-care-and-hospice-care

41. Li, I. (2002). Feeding Tubes in Patients with Severe Dementia. *American Family Physician, 65*(8), 1605–1611. https://www.aafp.org/pubs/afp/issues/2002/0415/p1605.html

42. World Health Organization. (2023, March 31). *Depressive Disorder (depression).* World Health Organization. https://www.who.int/news-room/fact-sheets/detail/depression

43. Alves, L. C. de S., Monteiro, D. Q., Bento, S. R., Hayashi, V. D., Pelegrini, L. N. de C., & Vale, F. A. C. (2019). Burnout syndrome in informal caregivers of older adults with dementia: A systematic review. *Dementia & Neuropsychologia, 13*(4), 415–421. https://doi.org/10.1590/1980-57642018dn13-040008

44. Alfakhri, A. S., Alshudukhi, A. W., Alqahtani, A. A., Alhumaid, A. M., Alhathlol, O. A., Almojali, A. I., Alotaibi, M. A., & Alaqeel, M. K. (2018). Depression Among Caregivers of Patients With Dementia. INQUIRY: *The Journal of Health Care Organization, Provision, and Financing, 55,* 004695801775043. https://doi.org/10.1177/0046958017750432

45. Alzheimers.gov. (2023). *Tips for Caregivers and Families of People With Dementia*. National Institute on Aging. https://www.alzheimers.gov/life-with-dementia/tips-caregivers

46. Hanson, L. C., Ersek, M., Gilliam, R., & Carey, T. S. (2011). Oral feeding options for people with dementia: A systematic review. *Journal of the American Geriatrics Society, 59*(3), 463–472. https://doi.org/10.1111/j.1532-5415.2011.03320.x

47. Warden, V., Hurley, A. C., & Volicer, L. (2003). *Pain Assessment IN Advanced Dementia (PAINAD)*. https://www.hhs.texas.gov/sites/default/files/documents/doing-business-with-hhs/provider-portal/QMP/painad.pdf

48. Kato-Narita, E. M., & Radanovic, M. (2009). Characteristics of falls in mild and moderate Alzheimer's disease. *Dementia & Neuropsychologia, 3*(4), 337–343. https://doi.org/10.1590/s1980-57642009dn30400013

49. Derouesné, C., Guigot, J., Chermat, V., Winchester, N., & Lacomblez, L. (1996). Sexual Behavioral Changes in Alzheimer Disease. *Alzheimer Disease & Associated Disorders, 10*(2), 86. https://doi.org/10.1007/s11940-016-0425-2

50. Alzheimer's Society. (2019). *Toilet problems and continence.* Alzheimer's Society. https://www.alzheimers.org.uk/get-support/daily-living/toilet-problems-continence

51. Savory, G. (2017, April 6). *Alzheimer's Disease And Incontinence.* Bladder & Bowel Community. https://www.bladderandbowel.org/associated-illness/alzheimers-and-incontinence/

52. Johns Hopkins Medicine. (2019). *Bedsores.* Johns Hopkins Medicine. https://www.hopkinsmedicine.org/health/condtions-and-diseases/bedsores

53. Evans, A. (2019). *What is Communication? - Definition & Importance - Video & Lesson Transcript | Study.com.* Study.com. https://study.com/academy/lesson/what-is-communication-definition-importance.html

54. National Institute on Aging. (n.d.). *Managing Money Problems for People With Dementia.* National Institute on Aging. https://www.nia.nih.gov/health/legal-and-financial-planning/managing-money-problems-people-dementia

55. Family Caregiver Alliance. (n.d.). *The Sandwich Generation: When Caregiver Seems to Be Your Only Role.* Family Caregiver Alliance. https://www.caregiver.org/news/sandwich-generation-when-caregiver-seems-be-your-only-role/

AUTOR

―――――◇―――――

Dra. Annette Acevedo Hernandez, MD, CDS

La Dra. Annette Acevedo Hernández es una médica distinguida y especialista en atención al cuidado del paciente con Alzheimer u otras Demencias, con más de 25 años de experiencia en el campo. Como autora de *Alzheimer y Otras Demencias: Manual del Cuidador*, aprovecha su amplia experiencia para ofrecer conocimientos invaluables y consejos prácticos para los cuidadores. La Dra. Acevedo Hernández se ha desempeñado como médico de atención primaria y directora médica de un hogar de ancianos durante más de 25 años, donde se ha dedicado al cuidado y bienestar de pacientes con Alzheimer y otras demencias.

Su pasión por el cuidado de la demencia está profundamente arraigada en su experiencia personal, ya que se embarcó en este viaje hace más de dos décadas cuando a su padre le diagnosticaron Alzheimer. Inspirada por su trayectoria como cuidadora, la Dra. Annette Acevedo Hernández ha dedicado su carrera a diversas funciones que abarcan la prevención, el diagnóstico y el tratamiento. Ella comprende íntimamente los desafíos que enfrentan los cuidadores, especialmente durante las últimas etapas de la enfermedad, y está comprometida a brindar apoyo y orientación inquebrantables.

La misión de la Dra. Annette Acevedo Hernández es mejorar la calidad de vida de las personas afectadas por el Alzheimer y otras demencias a través de atención y apoyo integrales. Para obtener más información sobre la Dra. Annette Acevedo Hernández y su trabajo, visite su sitio web en www.DementiaCareMD.com.

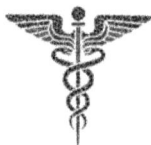

COLABORADOR

Dr. Gilfredy Acevedo Hernandez, MD

El Dr. Gilfredy Acevedo Hernández aporta más de 30 años de su experiencia como médico de medicina interna y acupuntura médica a su papel como colaborador del libro de no ficción *Alzheimer y Otras Demencias: Manual del Cuidador.*

Su pasión por mejorar la calidad de vida de las personas con Alzheimer y Demencia inicio hace 25 años cuando a su padre le diagnosticaron la enfermedad de Alzheimer. Habiendo sido testigo de primera mano del impacto que tuvo la enfermedad del Alzheimer en su familia y haber trabajado como médico de atención primaria y médico consultor en un asilo de ancianos durante más de 20 años, el Dr. Acevedo como colaborador, junto con su hermana, la Dra. Annette Acevedo Hernández, compartió sus experiencias personales y clínica como cuidador. La finalidad del Dr. Acevedo con su contribución a este libro es que sea utilizado como recurso indispensable para el cuidador, creando conciencia y fomentando el cuidado compasivo hacia el paciente con Alzheimer y otras Demencias.

www.ingramcontent.com/pod-product-compliance
Lightning Source LLC
Chambersburg PA
CBHW050652270326
41927CB00012B/2998